临床常见疾病
合理用药指导

主　编　陈日新　唐言利

副主编　郑新军　张越峰　魏宝钢

主　审　阮文宽　李东风　欧绍淑　刘秀萍　冯丽荣　邹玉玲

编　者　（以姓氏笔画为序）

古　源（广东省湛江卫生学校）　　　　冯丽荣（广东省湛江卫生学校）

刘秀萍（广东省湛江卫生学校）　　　　阮文宽（广东省湛江卫生学校）

李东风（广东省湛江卫生学校）　　　　邹玉玲（广东省湛江卫生学校）

张越峰（广东省湛江卫生学校）　　　　陈日新（广东省湛江卫生学校）

欧卜宾（湛江中心人民医院）　　　　　欧绍淑（广东省湛江卫生学校）

郑新军（广东省湛江卫生学校）　　　　高俊杰（湛江中心人民医院）

唐言利（广东省湛江卫生学校）　　　　黎　娜（湛江中心人民医院）

魏中琦（南京卫生高等职业技术学校）　魏宝钢（绥化职业技术教育中心）

中国健康传媒集团

中国医药科技出版社

内 容 提 要

本教材共9章，详细介绍了临床常见疾病合理用药指导，包括呼吸系统疾病合理用药指导、消化系统疾病合理用药指导、心血管系统疾病合理用药指导、内分泌系统疾病合理用药指导、中枢神经系统疾病合理用药指导、五官科疾病合理用药指导、维生素缺乏症合理用药指导、皮肤病合理用药指导，从临床常见疾病概述、病因、临床表现、治疗原则等方面，重点论述了治疗药物的合理选用（包括选药、药物用法用量及注意事项）、常见药物不良反应及处理、常见药物相互作用及建议。

本教材供中职药剂、护理、中药等医药及相关专业学生使用，也可作为医药行业从业人员的参考书及培训教材。

图书在版编目（CIP）数据

临床常见疾病合理用药指导 / 陈日新，唐言利主编 .—北京：中国医药科技出版社，2019.4

ISBN 978-7-5214-1128-7

Ⅰ . ①临… Ⅱ . ①陈… ②唐… Ⅲ . ①常见病 – 用药法 – 教材 Ⅳ . ① R452

中国版本图书馆 CIP 数据核字 (2019) 第 073541 号

美术编辑 陈君杞
版式设计 友全图文

出版 **中国健康传媒集团** | 中国医药科技出版社
地址 北京市海淀区文慧园北路甲 22 号
邮编 100082
电话 发行：010-62227427 邮购：010-62236938
网址 www.cmstp.com
规格 787 × 1092 $\frac{1}{16}$
印张 7 $\frac{1}{2}$
字数 125 千字
版次 2019 年 4 月第 1 版
印次 2019 年 4 月第 1 次印刷
印刷 三河市百盛印装有限公司
经销 全国各地新华书店
书号 ISBN 978-7-5214-1128-7
定价 **18.00 元**

前言

为深入贯彻党的十八大、十八届三中全会精神，落实教育规划纲要，加强职业教育教学基本建设，促进职业教育专业教学科学化、标准化、规范化，建立健全职业教育质量保障体系，教育部于 2014 年组织制定了首批涉及 14 个专业类的 95 个《中等职业学校专业教学标准（试行）》。其中《中等职业学校药剂专业教学标准（试行）》明确指出专业选修课包含"临床合理用药"这门课程。

为适应我国中等卫生职业教育改革和发展的需要，满足日益增长的医药卫生行业对药剂专业人才的最新要求，我们精心组织编写了《临床常见疾病合理用药指导》。

在内容的选择和编排上，立足职业教育"适当、够用"的原则，实现职业教育"五个对接"，选编有针对性和实用性的教学内容。本教材分为两部分内容：第一部分是总论，叙述了合理用药的内涵、处方药、非处方药和常用处方英文缩写、合理用药原则、药物的用法用量、药物相互作用、药物与食物的相互作用、药源性疾病、特殊人群的合理用药以及个体化给药。第二部分介绍临床常见疾病合理用药指导，包括呼吸系统疾病合理用药指导、消化系统疾病合理用药指导、心血管系统疾病合理用药指导、内分泌系统疾病合理用药指导、中枢神经系统疾病合理用药指导、五官科疾病合理用药指导、维生素缺乏症合理用药指导、皮肤病合理用药指导，简单论述了临床常见疾病概述、病因、临床表现、治疗原则，重点论述了治疗药物的合理选用（包括选药、药物用法用量及注意事项）、常见药物不良反应及处理、常见药物相互作用及建议。

本教材共 9 章，建议学时为 32 学时，各校可根据实际具体安排。本教材可供中职药剂、护理、中药等医药及相关专业学生使用，也可作为医药行业从业人员的参考书及培训教材。

本教材在编写过程中，参考并借鉴了《临床合理用药指导》《药理学》等教材，特向各教材的编写专家表示崇高的敬意与诚挚的感谢。

由于我们水平有限，加之时间仓促，书中难免会有不足和疏漏，恳请广大师生和专家批评指正，以便我们今后进行修订，使之不断完善。

编　者
2019 年 3 月

目录

第一章 总 论

第一节 绪 论

1985 年，世界卫生组织（WHO）在内罗毕会议上提出了合理用药的概念，合理用药要求患者接受的药物适合其临床需要，符合个体服药剂量，疗程适当，药物必须质量可靠，可获得，药价低廉负担得起。

1997 年，WHO 和美国卫生管理科学中心（MSH）共同制定了合理用药的 7 项生物医学标准：药物正确无误；用药指征适宜；药物的疗效、安全性、使用及价格对患者适宜；剂量、用法、疗程妥当；用药对象适宜（无禁忌证、不良反应小）；药品调配无误（包括提供适宜的用药信息）；患者依从性良好。

合理用药就是要根据疾病的种类、患者的状况和药理学理论，为患者选择最适宜的药物及制剂，制定或调整科学合理的给药方案，以期安全、有效、经济地实现防治疾病的目的。

坚持正确、合理地使用药物，增强药物使用的有效性和安全性，并减轻群众的医药经济负担，成为当前广大医药卫生工作者面临的一项重要任务。绝对合理用药很难达到，当今公认的合理用药包括安全性、有效性、经济性与适当性四大要素。

促进药物的合理应用，必须努力提高医疗质量、减少药物不良反应、降低药源性疾病发生和控制医疗费用不合理增长。这就要求临床医生不仅能够对患者疾病做出准确诊断，还要掌握本专科基本用药的特点、适应证、用法用量、不良反应及过量处理、药物相互作用、注意事项及药物配伍禁忌，合理制定给药方案。也要求临床药师在药效学、药动学、不良反应及药物过量处理、药物相互作用、配伍禁忌、特殊人群用药等方面，与临床医师密切合作，为患者提供科学的药学服务和合理用药指导。

2013 年，原国家卫生和计划生育委员会发布了合理用药十大核心信息。

一是合理用药是指安全、有效、经济地使用药物。优先使用基本药物是合理用药的重要措施。

二是用药要遵循能不用就不用，能少用就不多用；能口服不肌注，能肌注不输液的原则。

三是购买药品注意区分处方药和非处方药，处方药必须凭执业医师或执业助理医师处方购买。

四是阅读药品说明书是正确用药的前提，特别要注意药物的禁忌、慎用、注意事项、不良反应和药物间的相互作用等事项。

五是处方药要严格遵医嘱，切勿擅自使用。特别是抗菌药物和激素类药物，不能自行调整用量或停用。

六是任何药物都有不良反应，非处方药长期、大量使用也会导致不良后果。

七是孕期及哺乳期妇女用药要注意禁忌；儿童、老人和有肝脏、肾脏等方面疾病的患者，用药应当谨慎，用药后要注意观察；从事驾驶、高空作业等特殊职业者要注意药物对工作的影响。

八是药品存放要科学、妥善，防止因存放不当导致药物变质或失效。

九是接种疫苗是预防一些传染病最有效、最经济的措施，国家免费提供一类疫苗。

十是保健食品不能替代药品。

第二节 处方药、非处方药和常用处方英文缩写

一、处方药

处方药就是必须凭执业医师或执业助理医师处方才可调配、购买和使用的药品。处方药简称Rx。

处方药一般作用强烈，毒副作用明显，安全性相对较差，应凭医生处方取药，并在医护人员的指导或监护下使用。

同一种药品可有处方药与非处方药之分，但它们的适应证、剂量、给药途径、服药时间等方面会不同。如琥乙红霉素颗粒是处方药，红霉素眼膏是甲类非处方药，红霉素软膏是乙类非处方药。

二、非处方药

非处方药是指由国务院药品监督管理部门公布的，不需要凭执业医师或执业助理医师处方，消费者可以自行判断、购买和使用的药品。非处方药简称OTC。

非处方药是由处方药转变而来，是经过长期应用、疗效确切、应用安全、质量可靠、适用范围明确、说明书详尽、应用方便，非医疗专业人员也能安全使用的药物。非处方药分为2类，分别为甲类非处方药和乙类非处方药。红底白字的是甲类，绿底白字的是乙类。甲乙两类非处方药都可以在药店购买，但乙类非处方药安全性更高。乙类非处方药除了在药店出售，还可以在超市、宾馆、百货商店等处销售。

任何药物都有不良反应，只是程度不同而已，非处方药物较为安全，也是相对而言的。若使用非处方药后不见效或有病情加重迹象，应立即停药，去医院诊治。

三、常用处方英文缩写（表1–1）

表1–1　常用处方英文缩写词

缩写词	中文	缩写词	中文
Ad.	加至	b.i.d	一日2次
a.m.	上午	t.i.d.	一日3次
p.m	下午	q.i.d.	一日4次
a.c	饭前	q.h.	每小时
p.c	饭后	q.6h.	每6小时
p.o.	口服	q.2d.	每2日
i.h.	皮下注射	pr.dos	顿服
i.m.	肌内注射	s.o.s.	需要时
i.v.	静脉注射	stat!	立即
i.v.gtt	静脉滴注	cito!	急速地
h.s.	睡时	Rp..	取
q.n	每晚	sig.	用法
q.d.	每日一次	co.	复方
t.c.s	敏感性皮肤试验	p.t.c.	皮试后

第三节　合理用药原则

临床合理用药的基本要求是有效、安全、经济和适当，要做到合理用药须考虑以下几点。

一、明确诊断

准确判断病人疾病的性质和病情严重的程度，有针对性地选择药物及相应的剂量，制订合适的用药方案。特殊情况在诊断明确之前需采取一定的对症治疗措施，应注意不要因用药而妨碍对疾病的进一步检查和诊断。

二、严格按照适应证选药

每种药物有其自身的适应证，实验室诊断、临床诊断可作为选药的重要依据。此外，还应考虑病人肝、肾功能，药物代谢动力学特点、药物不良反应及价格等因素。

三、制定用药方案

制定包括给药途径、用药剂量和次数、服药时间以及是否联合用药等内容的用药方案，并严格执行用药方案。

四、完善用药方案

追踪病人用药后的效果和不良反应，及时修订并完善用药方案，必要时采取相应的措施。

五、个体化用药

个体化用药是指在充分考虑每位患者的个体特征，如遗传因素、年龄、性别、体重、生理、病理特征、机体敏感性及联合用药等情况的基础上，制定出安全、有效、经济的药物治疗方案。临床实践证实，通过监测给药后患者的血药浓度变化并以此调整给药方案，能显著降低用药的盲目性及药物不良反应的发生。

第四节　药物的用法用量

一、给药途径

（一）口服

最常用的给药途径，安全、方便，但常引起胃肠道反应。另口服给药存在首关效应，首关效应太明显的药物不宜口服给药。口服给药不适用于剧烈呕吐、抽搐及昏迷患者。

（二）舌下含服

首关效应明显的药物可选择舌下含服，如硝酸甘油。此法吸收快且免于胃肠液的破坏。

（三）直肠给药

适用于胃肠道反应重或口服有困难的患者。如水合氯醛。药物吸收后不进入门静脉，减少破坏，但使用不方便。

（四）吸入给药

药液经雾化或气溶从呼吸道进入，起效快。常用于呼吸道感染或支气管哮喘的治疗。

（五）注射

1.静脉注射 无吸收过程，全部药物进入血液，迅速起效。此法适用于危重病人，但易出现不良反应，一般缓慢注射。药量大或为维持血药浓度，常采用静脉滴注。

2.肌内注射 油剂和水剂都可采用，但刺激性强的药物会引起注射部位疼痛、硬结，甚至组织坏死。

3.皮下注射 吸收速度比肌内注射慢，能使血药浓度维持更长的时间。不适用于油剂或刺激性大的药物，以免注射部位疼痛、硬结或发炎。

4.皮内注射 主要用于皮肤敏感试验。

给药途径不同，药物的药理作用也不同。如硫酸镁，口服产生导泻、利胆的作用；注射产生降低血压、抗惊厥的作用。又如利多卡因静脉注射，迅速达到有效血药浓度，产生抗心律失常作用；若硬脊膜外注射，很少吸收，只在用药部位产生局麻的作用。

二、给药剂量

剂量不同，机体对药物的反应程度不同。在一定范围内，随着给药剂量的增加，药物作用逐渐增强；超过极量，可出现药物中毒现象。

同一种药物剂量不同时，作用强度不同，用途也不同。如地西泮，小剂量产生抗焦虑作用，治疗焦虑症；随着剂量增大，出现催眠作用，治疗失眠症；剂量再增加，则有抗惊厥和抗癫痫作用，治疗小儿高热惊厥及癫痫持续状态等。

不同个体对同一剂量药物的反应性存在差异，如普萘洛尔，不同人群的需要剂量从40mg到600mg不等，对于这样的药物，应做到个体化给药。

对于安全性较大的药物，如果口服，可采用首次剂量加倍，即可在1个半衰期内达到稳态血药浓度。

给药剂量因人而异：

成人剂量：按照现行版《中国药典》（或药品说明书）规定。

儿童用药剂量，最常用的方法是体重计算法，直接按照单位体重药物剂量计算。儿童剂量=药量/kg×儿童体重（kg）。

老年人用药剂量，一般用成人常规剂量的3/4，再根据疗效适当调整。

第五节　药物相互作用

药物相互作用是指同时或先后序贯使用两种或两种以上药物，药物之间的相互影响和干扰，可改变药物的体内过程及机体对药物的敏感性，从而使得药物的药理效应或毒性发生变化。

药物相互作用有发生在体内的药效学、药动学方面的相互作用，也有体外的药物相互作用。以下重点介绍体内药物的药效学和药动学相互作用。

一、药效学相互作用

药效学相互作用是指联合用药后，药物效应发生变化。有两种情况：一是联合用药后药效增强，或毒副作用减轻。二是联合用药后药效减弱或毒副作用增强。药效学相互作用分协同作用和拮抗作用。

（一）协同作用

两药同时或先后序贯使用，可使原有药效增强，称协同作用，包括相加作用、增强作用和增敏作用。

1.相加作用 两药合用的效应是两药分别作用的代数和。如抗高血压药阿替洛尔与氢氯噻嗪合用，作用相加。

2.增强作用 两药合用的效应大于其个别效应的代数和。如磺胺甲噁唑与甲氧苄啶合用，抗菌作用增加数十倍，由抑菌变为杀菌作用。普鲁卡因注射液加入少量肾上腺素，使其局麻作用延长，毒性降低。

3.增敏作用 某药可使组织或受体对另一药物敏感性增强。如维生素C对乳腺癌细胞紫杉醇化疗具有增敏作用。

（二）拮抗作用

联合用药后使原有的药物效应减弱，小于他们单独作用的总和，称拮抗作用，包括生理性拮抗作用、药理性拮抗作用、生化性拮抗作用和化学性拮抗作用。

1.生理性拮抗作用 是指两种激动药分别作用于生理作用相反的两个特异性受体。如组胺可激动H_1受体，引起支气管平滑肌收缩，小静脉、小动脉和毛细血管扩张，毛细血管通透性增加，血压下降，甚至休克；而肾上腺素激动α和β受体，使支气管平滑肌松弛，小动脉、小静脉和毛细血管括约肌收缩，迅速缓解休克，治疗过敏性休克。

2.药理性拮抗作用 是指当一种药物与特异性受体结合后，阻止其他药物与其结合。如抗组胺药氯苯那敏拮抗H_1受体激动药的作用。

3.生化性拮抗作用 由于一种药物对另一种药物的药物动力学影响，导致其血药浓度降低，药效减弱。增加苯巴比妥属于肝药酶诱导剂，会导致避孕药代谢加速，药效降低，使避孕的妇女怀孕。

4.化学性拮抗作用 两种药物通过化学反应而相互抵消作用。如肝素过量引起出血，可用鱼精蛋白解救，因为鱼精蛋白带有强大正电荷，能与带强大负电荷的肝素形成稳定的复合物，使肝素的抗凝血作用迅速消失。

二、药动学相互作用

（一）影响吸收

药物口服后经胃肠道吸收，在胃肠道内药物的相互作用主要表现为：增加或减少吸收量、影响吸收速度和生物利用度。单剂量给药的药物吸收快，就能迅速达到有效血药浓度，发挥药效（如催眠或镇痛药），若吸收速度减慢，可能达不到所需血药浓度，就会影响疗效。

胃肠道各部位pH值的改变，会影响药物的解离度和吸收率。服用抗酸药后，胃肠道的pH值升高，此时若服用弱酸性药物，则药物的解离度增加，吸收减少。有些药物同服可发生吸附或络合作用，如抗酸药中的Mg^{2+}、Ca^{2+}、铁制剂与四环素类抗生素形成难吸收的络合物。有些药物通过改变胃排空或肠蠕动速度而影响其他药物的吸收，如阿托品、丙胺太林可延缓胃的排空，从而使其他药物的吸收也减慢。食物对药物的吸收也有影响，饭后服药可减少药物的吸收，如铁剂等。此外，一些胃肠道疾病也影响药物的吸收，如腹泻可扰乱许多药物（尤其是缓释制剂）的吸收，也可使避孕药吸收减少，导致避孕失败。具体情况见表1-2。

表1-2　影响吸收的药物相互作用

受影响的药物	影响吸收的药物	相互作用结果
四环素类抗生素	含多价金属离子的药物；牛奶	形成难溶的络合物，减少吸收
地高辛	甲氧氯普胺、西沙比利	增强胃肠蠕动，加速其他药物吸收
地高辛	阿托品、丙胺太林	抑制胃肠蠕动，延缓其他药物吸收

（二）影响分布

药物吸收后进入血液循环，大部分药物跟血浆蛋白进行暂时性的可逆结合，失去药理活性。未结合的药物为游离型，酷游药理活性。每个血浆蛋白分子结合的药物量有限，因此，当药物合用时，可在血浆蛋白结合部位发生竞争性相互置换现象，与血浆蛋白亲和力较高的药物可将另一种亲和力较低的药物从血浆蛋白结合部位上置换出来，使后一种药物游离型增多，药理活性增强，甚至出现毒性反应。

临床上很多药物与血浆蛋白有较高的结合率，如保泰松、阿司匹林、吲哚美辛、苯妥英钠、水合氯醛等，它们都是强力置换剂，与其他低血浆蛋白结合率的药物合用时，可将后面的药物置换出来导致游离型增多，药理活性增强，甚至出现严重的不良反应。如保泰松与华法林合用时，可将华法林从血浆蛋白结合部位上置换出来，使华法林在血浆中游离型药物浓度增加，从而引起出血。早产儿或新生儿服用磺胺类药物，由于磺胺类药物与血浆蛋白结合率高，可将胆红素从血浆蛋白中置换出来引起脑核性黄疸症。

酸性药物与血浆蛋白的结合比碱性药物要强，一般认为碱性药物的置换现象没有重要的临床意义。

（三）影响代谢

肝脏是药物代谢的主要器官，内含70余种非特异性酶，统称为肝微粒体酶，又称肝药酶或药酶。该酶系的活性直接影响许多药物的代谢。

有些药物反复使用，可促进肝药酶的生成或增强肝药酶的活性（酶促作用），这些药物称为肝药酶诱导剂。它们可以加速某些药物和自身的代谢，使药效减弱。常见的肝药酶诱导剂有：乙醇、苯妥英钠、卡马西平、苯巴比妥、利福平、保泰松、地塞米松、灰黄霉素等。如苯巴比妥反复应用可导致华法林、皮质激素、口服避孕药等作用减弱乃至消失。

有些药物反复服用，可抑制肝药酶的生成或减弱肝药酶的活性（酶抑作用），这些药物称为肝药酶抑制剂。它们可以减慢某些药物和自身的代谢，使药效增强，甚至中毒。常见的肝药酶抑制剂有：西咪替丁、奥美拉唑、异烟肼、红霉素、克拉霉素、氯霉素、环丙沙星、甲硝唑、酮康唑、氟康唑、伊曲康唑、氟西汀、葡萄柚汁等。

（四）影响排泄

大多数药物在体内主要由肾脏排泄，药物经肾小管分泌进入管内的过程是主动转运，需要载体，具有饱和性。当两种以上通过肾小管主动分泌的药物联合使用时，可发生竞争性抑制现象。如丙磺舒与青霉素（或头孢菌素类抗生素）药物合用时，就会减少后者的分泌，使之排泄减少，药效增强。

另有些药物服用后，对尿液的pH值影响比较明显，故联合用药时应考虑尿液pH值改变对其他药物的影响。尿液呈酸性时，弱碱性药物在肾小管中大部分解离，因而重吸收少，排泄多。尿液呈碱性时，弱酸性药物重吸收少，排泄多。临床上用改变尿液pH值的方法加速药物的排泄来治疗药物中毒，碱化尿液加速弱酸性药物的排泄，用于弱酸性药物的中毒治疗，碱化尿液的药物常用碳酸氢钠、枸橼酸钠等，如苯巴比妥中毒时静脉滴注碳酸氢钠溶液加速其排泄。酸化尿液可加速弱碱性药物的排泄，用于碱性药物中毒治疗，酸化尿液的药物有氯化铵、水杨酸等。

第六节　药物与食物的相互作用

药物与食物之间存在相互作用，常见的是酒、茶对药物的影响。

一、酒对药物的影响

酒是食物，也是药物，酒的化学成分主要是乙醇。酒具有强大的生理、药理作用，和其他药物间有多种相互作用。

（一）酒影响药物的吸收

酒可使维生素 B_1、维生素 B_2、地高辛等药物的吸收明显减少。酒可使茶碱的吸收增加，还可溶解缓释制剂使得缓释体中的药物迅速释放失去缓释的作用。

（二）酒的酶促和酶抑作用

1. 酒的酶促作用　酒是一种肝药酶诱导剂，会加速某些药物和自身的代谢，缩短半衰期，降低药效。如癫痫病人，服用苯妥英钠期间饮酒，则可诱发癫痫发作。又如三环类抗抑郁药多塞平、丙米嗪、阿米替林等是在肝脏中去甲基后才发挥药效，患者服药期间若饮酒则会导致代谢产物增加，可能引起药物中毒。

2. 酒的酶抑作用　长期大量饮酒者，由于胃黏膜发生苍白样病变，不能正常地吸收营养物质，使得肝硬化，因而肝内质网发生脱粒现象，导致肝药酶质量下降。此时，酒对肝药酶表现为抑制作用。如服用巴比妥类药物（如苯巴比妥等）的患者，同时大量饮酒，可发生药物中毒而猝死。

（三）乙醇对药效的影响

乙醇对交感神经和血管运动中枢有抑制作用，导致心肌收缩力减弱、血管扩张。因此，服用硝酸甘油、酚妥拉明、罂粟碱等或氨茶碱等药物时饮酒，会导致血压显著下降。服用肼屈嗪、利血平、呋塞米时饮酒，易引起直立性低血压，如饮酒过量，严重者可出现休克。

大剂量阿司匹林会诱发或加重胃溃疡，而乙醇会增加胃肠刺激，使溃疡更严重，甚至出血。乙醇与超剂量的对乙酰氨基酚合用，可引起严重肝坏死及急性肾衰竭。每日饮烈性酒者，15%~20%可发生酒精性肝炎。

乙醇还能增加地西泮、水合氯醛的中枢抑制作用，特别是合用巴比妥类药物，中枢抑制作用更明显。服用成瘾性镇痛药吗啡、哌替啶，抗组胺药氯苯那敏、苯海拉明等，同时大量饮酒，可致重度中枢抑制，出现昏睡，甚至死亡。另外，乙醇可降低血钾浓度，易致强心苷类药物中毒。

（四）双硫仑样反应

双硫仑是一种戒酒药物，在与乙醇联用时可抑制肝脏中的乙醛脱氢酶，使乙醇在体内氧化为乙醛后，不能再继续分解氧化，导致体内乙醛蓄积而产生一系列反应。双硫仑样反应是指用药后饮酒导致体内乙醛蓄积的中毒反应，表现为面部潮红、眼结膜充血、头晕、头痛、恶心、呕吐、胸闷、气短、口唇发绀、呼吸困难、出汗、心悸、血压下降、甚至发生心肌梗死、急性心衰、休克而死亡。

可引起双硫仑样反应的药物有头孢菌素类抗生素（包括头孢唑林、头孢拉啶、头孢氨苄、头孢孟多、头孢克洛、头孢哌酮、头孢哌酮舒巴坦、头孢曲松、头孢美唑、头孢米诺、拉氧头孢、头孢甲肟等）、甲硝唑、替硝唑、酮康唑、呋喃唑酮、呋喃妥因、氯霉素、甲苯磺丁脲、格列本脲、苯乙双胍等。

双硫仑样反应严重程度与应用药物的剂量、饮酒量呈正比。本身就有心血管基础病的患者，有可能严重到呼吸抑制、心力衰竭甚至死亡。

二、茶对药物的影响

茶中含有大量鞣酸，能与多种金属离子，如钙（乳酸钙、葡萄糖酸钙、活性钙等）、铁（硫酸亚铁等）、钴（维生素B_{12}等）、铋等结合发生沉淀，从而减少吸收。鞣酸还能与胃蛋白酶、胰酶结合，使酶失去活性。鞣酸也能与四环素类抗生素（如四环素、土霉素、多西环素等）和大环内酯类抗生素（如红霉素、罗红霉素、阿奇霉素等）相结合而降低抗生素的抗菌作用。四环素类和大环内酯类抗生素可抑制茶碱代谢，茶碱的安全范围窄，故容易引起茶碱中毒，出现恶心、呕吐等症状，因此服用四环素类和大环内酯类抗生素期间，不宜饮茶。鞣酸还能与生物碱（如硫酸阿托品、盐酸麻黄碱、磷酸可待因、小檗碱、奎宁等）、苷类（如地高辛、洋地黄毒苷等）相结合而产生沉淀。

茶中含有咖啡因和茶碱，为中枢兴奋药，因此服用地西泮、苯巴比妥、水合氯醛等镇静催眠药时避免饮茶。

三、饮食与药物的相互作用

（一）食物的酸碱性对药物的影响

服用铁剂期间，同服维生素C或富含维生素C的水果或果汁，可促进三价铁还原为二价铁，有利于铁的吸收、转运和利用。高脂肪食物能抑制胃酸分泌，使三价铁还原为二价铁的过程受阻，阻碍铁的吸收。服用铁剂，应忌食动物肝脏、牛奶、海带、花生仁、芝麻酱等食物，因这类食物含钙、磷较多，钙可使胃肠内容物碱性增加，磷能与铁结合生成难溶性物质从而影响铁的吸收。忌饮茶（含鞣酸），以免铁剂与鞣酸形成难溶性铁盐，妨碍铁的吸收。

婴幼儿补充钙剂（如活性钙）时，不宜同食菠菜，因菠菜中含有大量的草酸，草酸能与钙生成不溶性的草酸钙从而减少钙的吸收。

（二）饮食影响药物的疗效

服用脂溶性维生素 A、维生素 D、维生素 E 时，同食高脂肪食物，可增加胆汁分泌，延缓胃排空而促进药物的吸收，增强药效。

服用降血脂药（如非诺贝特）时，应限制动物脂肪的摄入，代食植物油，特别是玉米油。因为不饱和脂肪酸能与胆固醇结合成酯，这种酯易于转运、代谢和排泄，从而减少血中胆固醇含量。

糖皮质激素类药物能促进蛋白质分解，抑制蛋白合成，升高血糖。服药期间应多吃高蛋白食物，同时限制糖类的摄入，以免引起糖尿病。

四环素类抗生素与牛奶制品、豆制品（含钙）、油条（含铝）及甲鱼、虾、蟹、螺、海带等含高钙的海产品同服，可形成难溶的络合物，影响四环素类抗生素在胃肠道的吸收，降低抗菌作用。

（三）药物对食物中营养成分的吸收、利用也有影响。

矿物油会阻止肠壁对营养成分的吸收。如便秘患者长期服用液体石蜡，会阻碍脂溶性物质，特别是维生素 A、维生素 D、维生素 E 及钙、磷的吸收。长期连续服用，可使人体出现维生素 A、维生素 D、维生素 E 缺乏的症状。

长期服用糖皮质激素类药物，可使人体缺钾、失钙。因此服药期间要适当补钾、补钙。

第七节　药源性疾病

一、药源性疾病概念

药源性疾病又称药物性疾病，为医源性疾病的主要组成部分，是指药物用于预防、诊断、治疗疾病过程中，因药物本身的作用及药物相互作用导致机体组织或器官发生功能性或器质性损害而出现系列临床症状的疾病。

二、药源性疾病分类

药源性疾病按其临床表现可分为 9 种类型。

（一）机体中毒型

细胞毒作用，常见的细胞生长抑制剂有着严重的细胞毒性作用。

（二）细胞炎症型

各种类型的药物性皮炎，如异烟肼、保泰松、卡马西平等引起的剥脱性皮炎；青霉素、链霉素等引起的药物性皮炎。

（三）胚胎畸变型

妊娠2周到3个月期间用药不当可引起胎儿畸形，如阿司匹林引起眼睛畸形；抗癫痫药引起短鼻、低鼻梁；性激素引起胎儿生殖器或子宫畸形；糖皮质激素类药物引起腭裂；四环素引起四肢畸形；氨基糖苷类抗生素引起先天性耳聋；口服降血糖药引起兔唇、腭裂；甲氨蝶呤引起无脑儿、腭裂；环磷酰胺引起肢体、外耳畸形；地西泮、氟哌啶醇引起四肢畸形。

（四）组织增生型与发育不全型

如苯妥英钠引起牙龈增生，四环素引起牙齿釉质发育不全。

（五）机体萎缩型

如注射糖皮质激素类药物，可引起注射部位的皮肤发生萎缩性变化，表皮变薄、表皮乳突消失。

（六）变性和浸润型

如D-青霉胺可引起大疱疮样皮炎，组织学显示，表皮细胞有浸润性变性。

（七）血管血栓型

药物性过敏反应可引起血管神经性水肿及充血，反复使用血管造影剂可引起某些血管栓塞。

（八）功能改变型

如抗胆碱药物中的平滑肌解痉药可引起麻痹性肠梗阻。

（九）赘生与癌变型

大量使用萘氮芥可能引起膀胱癌，长期使用砷剂，掌跖部可产生疣状损害，并可演变成基底细胞癌。

三、药源性疾病防治

（一）重视药源性疾病的危害性

医务工作人员要大力宣传和普及药源性疾病知识，重视药源性疾病的诊断和防治措施，减少药源性疾病的发生。

（二）提高临床安全用药水平

了解患者的过敏史或药物不良反应史，高度重视特殊人群（儿童、孕妇、老年人、肝、肾功能下降者）的用药。用药需有明确的指征，选用药物要权衡利弊，注意药物用法用量，避免不必要的联合用药。开展临床药学，药师的工作由调剂转向临床，药剂科的工作由保障供给转向为临床提供安全、有效、经济的药学服务。

（三）加强药物安全信息的收集和交流

药物安全信息对保障临床安全用药具有非常重要的意义，医疗机构要积极收集药物安全信息，加快信息交流，从而指导临床安全合理用药。

（四）药源性疾病的治疗

药源性疾病发生后，应及时停药，去除病因；减少吸收，加快排泄，可采用催吐、洗胃、导泻、利尿以及血液透析等方法；使用特效拮抗性解毒药及对症处理药；过敏反应，积极处理，特别是过敏性休克，要及时采取有效措施抢救；对受损器官进行治疗。

第八节 特殊人群的合理用药

一、老年人用药

由于老年人（一般指60周岁以上人群）机体各组织器官退行性改变，免疫功能降低，导致体弱多病，用药品种多，不良反应发生率较高，药源性疾病发生概率也高。

药物代谢器官主要是肝脏，老年人肝血流量减少，其肝血流量只有青年人的40%~50%，首关效应显著的药物（硝酸甘油、吗啡等）生物利用度增加。另外老年人肝药酶活性降低，代谢减慢，半衰期延长，对苯妥英钠、巴比妥类药物、利福平等所致的肝药酶诱导反应减弱。

药物排泄器官主要是肾脏，老年人肾体积缩小，肾血流量也只有青年人的40%~50%，从而延缓药物的排泄，半衰期延长，血药浓度升高，易造成药物蓄积中毒。

老年人用药的基本原则有合理选药、合适的剂型和恰当的剂量、掌握用药最佳时间、控制嗜好与饮食、提高用药依从性。

二、小儿用药

小儿用药量一般可根据体重或体表面积进行计算。小儿组织器官功能处于不断发育阶段，其新陈代谢旺盛、循环时间短，药物排泄较快，但同时中枢神经系统、肝、肾功能及某些酶系统尚未发育成熟，用药不当会引起严重的不良反应。小儿机体对水和电解质代谢的调节能力较差，对影响水盐代谢或酸碱代谢的药物特别敏感，容易中毒。在应用利尿药后极易出现低血钠或低血钾症状。

新生儿和婴儿的胃排空较慢，胃酸分泌少，胃液pH高，这些都会影响药物的吸收和生物利用度。

新生儿和婴幼儿生物膜通透性较高，药物易于通过，特别是其血脑屏障不完善，药物与血浆蛋白结合较少，游离型药物浓度较大，易发生药物中毒。另中枢神经系统特别敏感，少量的吗啡类药物（包括可待因等）就可导致呼吸中枢抑制。链霉素、庆大霉素、卡那霉素等氨基糖苷类抗生素用药剂量过大、疗程较长时可致前庭神经和耳蜗神经不可逆性损害，造成眩晕、共济失调和耳聋。新生儿、早产儿使用氯霉素后易导致"灰婴综合征"。原因是氯霉素进入机体后与肝内葡萄糖醛酸结合后通过肾脏排泄，但新生儿、早产儿肝脏内葡萄糖醛酸含量少，肾脏排泄功能尚未发育完善，从而导致血浆中游离型氯霉素浓度升高而致急性中毒。四环素会影响骨骼、牙齿生长，故8岁以下小儿禁用。喹诺酮类药物可致未成年动物软骨组织损害，故孕妇及18岁以下未成年人禁用。

三、妊娠期用药

因胎儿生长发育需要，孕妇体内各组织器官发生了一系列适应性生理变化，药物在孕妇体内的吸收、分布、代谢和排泄过程都有不同程度的改变。母体与胎儿是同一环境中的两个紧密联系的独立个体，其生理反应和对药物的敏感性有很大差异。胎儿主要靠胎盘去获得必需的营养物质和代谢排泄产物。绝大部分药物可通过胎盘进入胎儿体内，会对胎儿的生长发育带来负面影响。

妊娠前3个月内是胚胎组织的发育期，肢体和器官系统正在形成，是药物致畸最敏感的时期。故怀孕早期应尽量避免使用药物。妊娠中晚期，胎儿发育已渐成熟，但无代谢和排泄药物的能力，极易受到药物的伤害，药物的不良反应主要表现在神经系统、生殖系统等，此时期用药应权衡利弊。

妊娠期常因一些合并症而必须使用药物治疗，如果能做到合理用药，就能有效防止胎儿受母体疾病的负面影响。如有研究显示患缺铁性贫血或糖尿病的孕妇，分别应用铁制剂或胰岛素治疗，能减少胎儿和新生儿的死亡率。

美国食品药品监督管理局（FDA）根据药物对胎儿的致畸情况将妊娠期孕妇用药分为A、B、C、D、X五类。有些药物有两个不同的危险度等级，一个是常用剂量的等级，另一个是超常剂量等级。现将五个等级分类标准叙述如下。

A类：在有对照组的早期妊娠妇女中未显示对胎儿有危险（并在中、晚期妊娠中亦无危险的证据），可能对胎儿的伤害极小。

B类：在动物生殖试验中并未显示对胎儿的危险，但无孕妇的对照组，或对动物

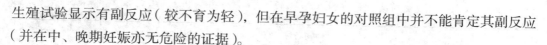

生殖试验显示有副反应（较不育为轻），但在早孕妇女的对照组中并不能肯定其副反应（并在中、晚期妊娠亦无危险的证据）。

C类：在动物的研究中证实对胎儿有副反应（致畸或使胚胎致死或其他），但在妇女中无对照组或在妇女和动物研究中无可以利用的资料。药物仅在权衡对胎儿的利大于弊时给予。

D类：对人类胎儿的危险有肯定的证据，但尽管有害，对孕妇须肯定其有利，方予应用（如对生命垂危或疾病严重而无法应用较安全的药物或药物无效）。

X类：动物或人的研究中已证实可使胎儿异常，或基于人类的经验知其对胎儿有危险，对人或对两者均有害，而且该药物对孕妇的应用，其危险明显地大于任何有益之处。该药禁用于已妊娠或计划妊娠的妇女。

妊娠期间常用药物分A、B、C、D、X五大类，具体见表1-3。

表1-3　妊娠期常用药物的分类

药物名称	分类
一、传出神经系统药	
毛果芸香碱、新斯的明、阿托品、颠茄	C
肾上腺素、麻黄碱、多巴胺、异丙肾上腺素、多巴酚丁胺	C
去甲肾上腺素、间羟胺	D
二、中枢神经系统药	
对乙酰氨基酚、布洛芬、双氯芬酸、咖啡因、苯巴比妥	B
氯丙嗪类、异戊巴比妥、戊巴比妥、水合氯醛、多塞平	C
地西泮、阿普唑仑、卡马西平	D
吗啡、哌替啶、可待因	B/D
阿司匹林	C/D
乙醇	D/X
三、利尿药	
呋塞米、甘露醇	C
依他尼酸、氢氯噻嗪、氨苯蝶啶	D
四、心血管系统药	
洋地黄、地高辛、洋地黄毒苷	B
可乐定、哌唑嗪、二硝酸异山梨醇、奎尼丁	C
硝普钠	D
五、抗组胺药	
氯苯那敏、苯海拉明	B
异丙嗪	C

续表

药物名称	分类
六、消化系统药	
雷尼替丁、西咪替丁、法莫替丁、硫糖铝、多潘立酮	B
奥美拉唑、氢氧化铝	C
七、呼吸系统药	
氨茶碱、沙丁胺醇	C
八、内分泌系统药	
左甲状腺素钠、甲状腺干粉、甲状腺球蛋白、复方甲状腺素	A
波尼松龙、胰岛素、二甲双胍	B
地塞米松、倍他米松	C
可的松、他巴唑、丙硫氧嘧啶、雌二醇、口服避孕药、孕激素类	D
米索前列醇、前列腺素 E_1、非那雄胺	X
九、抗感染药	
青霉素类、头孢菌素类、红霉素、林可霉素、甲硝唑、呋喃妥因、乙胺丁醇、制霉菌素、两性霉素 B	B
庆大霉素、氯霉素、氧氟沙星、环丙沙星、复方磺胺甲恶唑、呋喃唑酮、异烟肼、利福平、克霉唑、咪康唑、金刚烷胺	C
链霉素、卡那霉素、新霉素、四环素、土霉素、金霉素	D
利巴韦林	X
十、维生素类药	
维生素 B、维生素 C	A
维生素 A	A/X

四、哺乳期用药

哺乳期妇女用药后，许多药物可通过乳汁进入乳儿体内，有些药物可能还影响乳汁的分泌，因此哺乳期妇女用药必须考虑药物对乳儿的影响。

（一）药物对乳儿的影响

进入乳汁的药物浓度与用药剂量、药物与血浆蛋白结合率、分子量以及哺乳期妇女的肾功能有关。

1.用药剂量越大，乳汁中药物浓度越高。

2.药物与血浆蛋白结合率越低，游离型药物就越多，乳汁中药物浓度就越高。

3.分子量小于200的药物易进入乳汁，大于500的药物难进入乳汁。

4.碱性药物易进入乳汁。

5.非离子型的脂溶性药物易进入乳汁。

6.哺乳期妇女肾功能出现损害时，可致血浆和乳汁中药物浓度升高。

7.乳汁中的药物是否对乳儿产生不良影响取决于三个方面：药物在乳汁中的浓度、乳儿的饮乳量、乳儿对药物的清除能力。

（二）用药原则

1.用药前应充分评估药物对母婴双方的影响，可用可不用的药物最好不用。

2.对成人产生严重不良反应的药物，哺乳期妇女应避免使用，如病情需要，则应终止哺乳。

3.允许婴儿单独使用的药物，哺乳期妇女可使用。这类药物一般不会对乳儿造成大的危害，但不排除特异质个体。

4.使用单剂或短期治疗的药物（如用于诊断的放射性核素），若对乳儿有危害，则乳儿可采用乳制品喂养。

5.尽可能使乳儿从乳汁中摄取的药量减至最低。其措施有：①对乳汁中浓度高的药物在其吸收高峰期就避免哺乳；②尽可能使用半衰期短的药物；③避免使用长效制剂；④采用最佳给药途径；⑤婴儿出生后1个月内，哺乳期妇女应尽量避免使用药物。

哺乳期用药应考虑药物对母、儿双方的影响及治疗需要，权衡利弊、合理应用。

（三）哺乳期妇女禁用的药物

1.**抗癌药** 抑制乳儿的骨髓和免疫系统。

2.**磺胺类药物** 可使蚕豆病乳儿发生溶血性贫血，也可从血浆蛋白中置换胆红素引起新生儿黄疸。

3.**某些抗生素** 氨基糖苷类、四环素类、氯霉素抗生素。

4.**抗甲状腺功能异常的药物** 抑制乳儿甲状腺功能。

5.**某些抗病毒药** 金刚烷胺禁用于1岁以下婴儿。

6.**其他** 如细胞抑制剂及免疫抑制剂等。

（四）哺乳期妇女慎用的药物

1.**某些解热镇痛药** 如阿司匹林可引起瑞夷综合征。

2.**激素类药** 雌激素类药物和口服避孕药可抑制乳汁分泌，并使乳儿乳腺增大，女婴阴道上皮增生，月经初潮提前。

3.**镇痛药** 阿片类镇痛药较易进入乳汁，引起婴儿呼吸中枢抑制。

4.**泻药** 进入乳汁，导致乳儿腹泻。

5.**克林霉素** 乳儿可出现血样腹泻。

6.**其他** 如阿托品类和利尿药，可抑制乳汁分泌。

第九节 个体化给药

在基本条件相同的情况下，多数患者对药物的效应基本相似。但个体与个体之间又因遗传背景和生理病理学状态不同，对药物的反应又存在着差异性。个体差异是指人群中不同个体对同一剂量的同一药物所产生的不同反应。

一、个体差异产生的原因

个体差异产生的原因很多，主要是遗传因素，其次还有环境因素、疾病、年龄、合并用药等因素。

（一）遗传

遗传是个体差异产生的主要原因。目前人类对由遗传引起的药物作用个体和群体（种族）差异已开展广泛研究，尤其是通过分子生物学从基因、蛋白质表达等角度探究个体差异原因已取得一定成绩。

（二）疾病

疾病可改变个体对药物剂量的需要，如肝肾功能不全患者，用药剂量常需做较大的调整。

（三）年龄

药物的常用剂量通常是以青年或中年人为临床试验对象确定的，小儿和老年人由于对药物的反应和药物的处置不同，使用药物时剂量要作调整。

（四）合并用药

药物合用时产生的相互作用是引起个体差异的一个因素。当同时使用两个或两个以上的药物时，应注意可能产生的相互作用。

（五）安慰剂效应

在临床实践中，有药理作用或无药理作用的药物均可产生安慰剂效应。

安慰剂效应在不同个体之间和同一个体的不同时期有很大的差异。安慰剂效应常随着情绪的改变、主观症状的变化而产生。安慰剂效应可以是有益于治疗目的的，也可以是与治疗目的相反。

二、个体化给药

国内外学者一致认为个体化给药就是充分考虑每个病人的遗传因素如药物代谢基

因类型、药物的靶点等，同时结合患者的年龄、性别、体重、生理病理特征以及正在服用的其他药物等综合因素制定安全、有效、经济的药物治疗方案。不同的病人应根据实际情况而确定用药剂量，必要时应进行血药浓度测定，实现给药方案个体化。近几年随着药物基因组学的发展和人类基因组计划的完成，个体化用药方案已进入分子水平。

习 题

一、单项选择题

1.合理用药的内涵不包括
　　A.安全性　　　　　　B.有效性　　　　　　　C.经济性
　　D.适当性　　　　　　E.药盒美观性

2.非处方药的特点不包括
　　A.分甲乙两类　　　　B.乙类非处方药更安全　C.甲类可在超市购买
　　D.绿底白字的是乙类　E.红底白字的是甲类

3.临床合理用药原则不包括
　　A.明确诊断　　　　　B.药价越便宜越好　　　C.严格按照适应证选药
　　D.用药坚持个体化　　E.制订用药方案、追踪用药效果和不良反应

4.下列哪种给药途径药物起效最快
　　A.口服　　　　　　　B.舌下含服　　　　　　C.肌内注射
　　D.静脉注射　　　　　E.皮下注射

5.慢性支气管哮喘患者常用哪种给药途径
　　A.口服　　　　　　　B.吸入给药　　　　　　C.肌内注射
　　D.静脉注射　　　　　E.皮下注射

6.水合氯醛治疗婴幼儿高热惊厥，常用哪种给药途径
　　A.口服　　　　　　　B.吸入给药　　　　　　C.肌内注射
　　D.静脉注射　　　　　E.直肠给药

7.以下哪个药物可以合用四环素
　　A.钙剂　　　　　　　B.铁剂　　　　　　　　C.维生素B
　　D.氢氧化铝　　　　　E.硫酸镁

8.药物与血浆蛋白结合后的特点不包括
　　A.可逆性结合　　　　B.暂时失去药理活性　　C.分子量变大
　　D.容易转远　　　　　E.酸性药物更易与血浆蛋白结合

9.以下哪个药物不属于肝药酶诱导剂

    A.乙醇   B.苯妥英钠   C.苯巴比妥

    D.异烟肼   E.利福平

10.以下哪个药物不属于肝药酶抑制剂

    A.西咪替丁   B.氯霉素   C.利福平

    D.异烟肼   E.环丙沙星

11.乙醇可以合用下面哪种药物

    A.苯妥英钠   B.丙米嗪   C.酚妥拉明

    D.阿莫西林   E.氯苯那敏

12.下面哪个药物合用乙醇不会出现双硫仑样反应

    A.甲硝唑   B.罗红霉素   C.氯霉素

    D.酮康唑   E.头孢菌素类

13.茶可以合用下面哪种药物

    A.氢氯噻嗪   B.铁剂   C.钙剂

    D.四环素   E.地西泮

14.铁剂可以合用下面哪种药物或食物

    A.高钙牛奶   B.茶   C.四环素

    D.豆浆   E.维生素C

15.服用糖皮质激素类药物期间饮食不宜

    A.高蛋白   B.高钙   C.高钾

    D.高糖   E.高纤维素

16.以下哪种药物不属于儿童禁用药

    A.链霉素   B.四环素   C.氧氟沙星

    D.吗啡   E.头孢克肟

二、填空题

1.请写出下面英文缩写对应的中文意思

缩写词	中文	缩写词	中文
ad		b.i.d	
a.m.		t.i.d.	
p.m		q.i.d.	
a.c		q.h.	
p.c		q.6h.	
p.o.		q.2d.	
i.h.		pr.dos	

续表

缩写词	中文	缩写词	中文
i.m.		s.o.s.	
i.v.		stat!	
i.v.gtt		cito!	
h.s.		Rp..	
q.n		sig.	
q.d.		co.	
t.c.s		p.t.c.	

2.请将妊娠期常用药分类（分A、B、C、D、X）

药物名称	分类	药物名称	分类
氯苯那敏		青霉素类、头孢菌素类	
苯海拉明		红霉素、林可霉素	
异丙嗪		庆大霉素	
毛果芸香碱、新斯的明		链霉素、卡那霉素、新霉素	
阿托品、颠茄		四环素、土霉素、金霉素	
肾上腺素、麻黄碱、多巴胺		氯霉素	
去甲肾上腺素、间羟胺		氧氟沙星、环丙沙星	
异丙肾上腺素、多巴酚丁胺		复方磺胺甲噁唑、呋喃唑酮	
咖啡因		甲硝唑、呋喃妥因	
对乙酰氨基酚、布洛芬		乙胺丁醇	
阿司匹林		异烟肼、利福平	
双氯芬酸		制霉菌素、两性霉素 B	
可待因、吗啡、哌替啶		克霉唑、咪康唑	
乙醇		金刚烷胺	
地西泮、阿普唑仑、卡马西平		利巴韦林	
氯丙嗪类		可的松	
洋地黄、地高辛、洋地黄毒苷		地塞米松、倍他米松	
呋塞米、甘露醇		波尼松龙	
氢氯噻嗪、氨苯蝶啶		雌二醇、口服避孕药	
硫糖铝、多潘立酮		米索前列醇、前列腺素 E_1	
雷尼替丁、西咪替丁、法莫替丁		孕激素类	
奥美拉唑、氢氧化铝		非那雄胺	
氨茶碱、沙丁胺醇		胰岛素、二甲双胍	
维生素 B、维生素 C、		他巴唑、丙硫氧嘧啶	
维生素 A		左甲状腺素钠、甲状腺干粉	

第二章　呼吸系统疾病合理用药指导

第一节　急性上呼吸道感染

一、疾病概述

急性上呼吸道感染，简称"上感"，是由各种病毒或细菌引起的鼻、咽、喉部急性炎症的总称。常见病因是病毒感染，少量由细菌引起。多具自限性，少数可引起严重并发症危及生命，应积极防治。

【病因】

（一）感染

1.病毒感染　占70%~80%，常见有流感病毒、副流感病毒、呼吸道合胞病毒、腺病毒、鼻病毒、埃可病毒、柯萨奇病毒、麻疹病毒和风疹病毒等。

2.细菌感染　占20%~30%，以溶血性链球菌感染最为多见，其次为流感嗜血杆菌、肺炎球菌和葡萄球菌等，偶见革兰阴性杆菌。

（二）诱因

常见诱因为淋雨、受凉、气候突变、过度劳累等降低机体防御功能，致使原存于呼吸道或外界侵入的病毒或细菌迅速繁殖而诱发本病。

【临床表现】

1.普通感冒　一般为鼻、咽、喉急性感染，主要由病毒感染引起，起病较急，有小范围的传染性。主要表现为流涕、鼻塞等，也可表现为咳嗽、咽干、咽痛、吞咽困难等，也可出现声音嘶哑、呼吸不畅。部分病人有发热、头痛、肌肉酸痛、流泪、味觉迟钝等。体检可见上呼吸道黏膜充血、水肿、有分泌物。

2.流行性感冒　一般以全身症状为主要表现，主要由流感病毒引起，传染性强，主要变现为高热、寒战、头痛、乏力、食欲不振、肌肉酸痛。局部症状较轻，如流涕、咽痛等。

二、治疗

【治疗原则】

积极的抗感染和有效对症治疗。

【治疗药物的合理选用】

对于急性上呼吸道感染目前以对症治疗为主，兼有对因治疗。

（一）对症治疗

1.头痛、发热、肌肉酸痛者，可酌情选用解热镇痛抗炎药如对乙酰氨基酚、布洛芬等。临床常用解热镇痛抗炎药用法用量及注意事项见表2-1。

表2-1 临床常用解热镇痛抗炎药

药物	用法用量	注意事项
对乙酰氨基酚（泰诺林）	口服：成人及12岁以上小儿，一次0.3~0.6g，一日0.6~1.8g，日剂量不超过2g；12岁以下小儿，一次10~15mg/kg，一日3~4次	用于解热不超过3天，用于止痛不超过5天，症状未缓解去医院就诊；不能同时服用其他含有解热镇痛药的药品（如某些复方抗感冒药）；肝肾功能不全者慎用；服用期间不得饮酒或含有酒精的饮料
布洛芬（美林）	口服：抗风湿，一次0.4~0.8g，一日3~4次；止痛，一次0.2~0.4g，每4~6小时一次；成人最大限量2.4g口服	同上

2.鼻塞、打喷嚏、流涕者，可选用含氯苯那敏等抗组胺的药物或选用含盐酸伪麻黄碱等选择性收缩上呼吸道黏膜血管的药物。临床常用解热镇痛药复方制剂所含成分及注意事项见表2-2。

表2-2 临床常用解热镇痛药复方制剂

药物	所含成分	注意事项
复方氨酚烷胺片	对乙酰氨基酚、盐酸金刚烷胺、人工牛黄、咖啡因、马来酸氯苯那敏	不能同时服用成份相似的抗感冒药；服药期间不得饮酒或含有乙醇的饮料；肝肾功能不全者慎用；含阿司匹林或双氯芬酸的复方制剂禁用于消化性溃疡患者
氨咖黄敏胶囊	对乙酰氨基酚、咖啡因、人工牛黄、马来酸氯苯那敏	
氯芬黄敏片	双氯芬酸钠、人工牛黄、马来酸氯苯那敏	
阿咖酚散	阿司匹林、咖啡因、对乙酰氨基酚	
感冒灵颗粒	对乙酰氨基酚、马来酸氯苯那敏、咖啡因、中药	
氨酚伪麻美芬片（白加黑）	对乙酰氨基酚、盐酸伪麻黄碱、氢溴酸右美沙芬、盐酸苯海拉明	
氨麻美敏片（日夜百服咛）	对乙酰氨基酚、盐酸伪麻黄碱、氢溴酸右美沙芬、马来酸氯苯那敏	
小儿氨酚黄那敏颗粒	对乙酰氨基酚、人工牛黄、马来酸氯苯那敏	
复方锌布颗粒	葡萄糖酸锌、布洛芬、马来酸氯苯那敏	

3.痰多黏稠者，可选用氯化铵、氨溴索、溴己新或羧甲司坦等祛痰药。氯化铵具有恶心性祛痰作用，常与其他药物配成复方制剂。氨溴索、溴己新和羧甲司坦属于黏痰溶解药，口服用于痰液黏稠不易咳出的患者。

4.干咳者，可选用右美沙芬、喷托维林、苯丙哌林等镇咳药。右美沙芬镇咳作用与可待因相似或略强，但无镇痛作用，也无成瘾性，主要用于干咳，是目前应用较广的镇咳药。喷托维林镇咳作用较可待因弱，主要用于上呼吸道炎症引起的干咳、阵咳及小儿百日咳。苯丙哌林镇咳作用比可待因强，不抑制呼吸无成瘾性，可用于各种原因引起的刺激性干咳。

临床常用祛痰止咳药用法用量及注意事项见表2-3。

表2-3　临床常用祛痰止咳药

药物	用法用量	注意事项
氨溴索	口服：成人及 12 岁以上小儿，1 次 30~60mg，1 日 3 次；12 岁以下小儿 1 日量 1.2~1.6mg/kg，分 2~3 次服	属黏痰溶解药，本品最好在进餐时间服用；对本药过敏者禁用；妊娠头 3 个月妇女禁用
溴己新	口服：1 次 8~16mg，1 日 3 次	属黏痰溶解药，对胃肠道黏膜有刺激性，胃炎或胃溃疡患者慎用
羟甲司坦	口服：成人每次 0.25~0.5g，1 日 3 次；小儿按体重 1 次 10mg/kg，1 日 3 次	属黏痰溶解药，有消化道溃疡史者慎用
右美沙芬	口服：成人及 12 岁以上小儿 1 次 10~20mg，1 日 3~4 次；6~12 岁 1 次 5~10mg，1 日 3~4 次；2~6 岁 1 次 2.5~5mg，1 日 3~4 次	属中枢性镇咳药，妊娠 3 个月内妇女及有精神病史患者禁用
喷托维林	口服：成人每次 25mg，每日 3~4 次；小儿每次 6.25~12.5mg，1 日 2~3 次	属中枢性镇咳药，青光眼、心功能不全者禁用
苯丙哌林	口服：成人每次 20~40mg，1 日 3 次	属外周性镇咳药，需整片吞服，勿嚼碎，以免引起口腔麻木

（二）对因治疗

急性上呼吸道感染以病毒感染更为常见，早期应用抗病毒药物效果更显著，应在发病初期（36小时之内）尽早服用。

1.抗病毒感染　金刚烷胺及其衍生物甲基金刚烷胺，可用于防治甲型流感病毒引起的呼吸道感染；奥司他韦可用于治疗成人及 1 岁以上儿童甲、乙型流感，还可预防成人及 13 岁以上青少年甲、乙型流感。临床常用抗流感病毒药用法用量及注意事项见表2-4。

表2-4 临床常用抗流感病毒药

药物	用法用量	注意事项
金刚烷胺	口服：成人及 12 岁以上小儿，1 次 200mg，1 日 1 次；9~12 岁小儿，每 12 小时 100mg；1~9 岁小儿，1 次 2.2~4.4mg/kg，每 12 小时 1 次	本药可由乳汁排泄，哺乳期妇女禁用；新生儿和 1 岁以下婴儿禁用；用药期间不宜驾驶车辆，操纵机械和高空作业；每日最后一次服药时间应在下午 4 时前，以避免失眠
奥司他韦（达菲）	流感治疗：成人及 13 岁以上口服剂量是每次 75mg，1 日 2 次，共 5 天；13 岁以下小儿，每次口服 30~75mg，1 日 2 次 流感预防：每次口服 75mg，1 日 1 次	新生儿和 1 岁以下婴儿禁用

2.抗细菌感染 血常规显示白细胞数显著增加或用抗病毒药物效果不明显者，可酌情选用抗菌药，如头孢菌素类、青霉素类、大环内酯类、氨基糖苷类抗生素，也可使用喹诺酮类抗菌药，但不主张滥用抗生素。

【常见药物不良反应及处理】

（一）对症治疗药物不良反应及处理

1.解热镇痛抗炎药 常见胃肠道反应，如恶心、呕吐、偶有胃出血等，出现以上症状应及时停药，严重者服用胃黏膜保护药。大量出汗者，可有虚脱，建议服药期间多饮水。对乙酰氨基酚，服用过量可致肝损害，出现厌食、腹痛、黄疸等，一次性药物过量的处理方法是洗胃、催吐、维持水及电解质平衡，同时口服拮抗药 N-乙酰半胱氨酸。

2.解热镇痛药复方制剂 含氯苯那敏等第一代 H_1 受体阻断药会抑制中枢，引起嗜睡，故驾驶飞机、车、船，从事高空作业，操作精密仪器者禁用。含麻黄碱或伪麻黄碱的解热镇痛药复方制剂可引起心悸、血压升高，故有冠心病、高血压的老人慎用。

3.祛痰药 常见胃肠道反应，如恶心、呕吐、食欲不振等，建议饭后服用。

4.镇咳药 痰多者禁单独使用，慢性阻塞性肺气肿患者慎用。

（二）抗病毒药不良反应及处理

1.常见过敏反应，如皮疹、血管神经性水肿，以上症状明显者应及时停药。

2.胃肠道反应，如恶心、呕吐、食欲不振等，建议饭后服用。

（三）抗菌药不良反应及处理

1.常见过敏反应，如皮疹、过敏性休克等，出现以上症状应及时停药，休克患者需积极抗休克治疗。

2.胃肠道反应，如恶心、呕吐、食欲不振等，建议饭后服用或停药。

3.氨基糖苷类抗生素有耳毒性和肾毒性，如耳鸣、听力下降、蛋白尿、血尿等，故禁用于儿童、老年人及孕妇。

4.喹诺酮类抗菌药影响钙的吸收及代谢，抑制软骨发育，所以16岁以下患者及孕妇禁用。

【常见药物相互作用及建议】

1.**对乙酰氨基酚–巴比妥类药物**　两者合用肝脏毒性增加，对乙酰氨基酚的肝脏代谢产物有肝毒性，而巴比妥类药物属于肝药酶诱导剂可加速对乙酰氨基酚的代谢，长期大量合用可增加肝毒性。建议两类药物不宜长期大量合用，服药期间避免饮酒。

2.**对乙酰氨基酚–其他非甾体抗炎药物**　增加肾毒性，避免联合用药。

3.**氨溴索–阿莫西林/头孢呋辛/红霉素/多西环素**　氨溴索合用这些抗菌药物，可升高抗菌药物在肺组织的浓度从而增加抗菌作用。

4.**溴己新–阿莫西林**　溴己新可增加阿莫西林在肺的分布浓度，合用增加抗菌作用。

5.**羧甲司坦–强镇咳药**　两者合用可导致稀化的痰液堵塞气道，不宜合用。

6.**金刚烷胺–乙醇**　两者合用加强中枢抑制作用，增加神经系统不良反应，如眩晕、直立性低血压等。建议服用金刚烷胺期间不宜饮酒或含乙醇的饮料。

7.**奥司他韦–丙磺舒**　两者合用会导致奥司他韦的活性代谢产物的机体利用度提高2倍。

第二节　急性气管–支气管炎

一、疾病概述

急性气管–支气管炎是由感染、物理、化学刺激或过敏因素引起的气管–支气管黏膜的急性炎症，临床主要症状为咳嗽和咳痰。常发生于寒冷季节或气温突然变冷时，多见于小儿及老年人。

【病因】

1.**感染**　可由病毒（如腺病毒、流感病毒、呼吸道合胞病毒和副流感病毒等）感染所致，也可由细菌（如流感嗜血杆菌、肺炎链球菌、葡萄球菌等）感染所致。近年来，支原体和衣原体引起的急性气管–支气管炎也趋多见。

2.**过敏**　多数过敏原均可引起气管和支气管的变态反应，常见花粉、有机粉尘、真菌孢子等的吸入。

3.**诱发因素**　冷空气、粉尘或雾霾（如二氧化硫、一氧化硫、二氧化氮、氨气、氯气、臭氧等）的吸入，均可引起气管-支气管黏膜的急性炎症。

【临床表现】

1.症状　起病较急，以咳嗽、咳痰为主，初期多为干咳，逐渐出现黏液痰，偶可痰中带血，特别严重者可出现程度不同的胸闷、气喘。全身症状一般较轻，可有低至中度发热，多在3~5天后降至正常，咳嗽和咳痰可延续2~3周。

2.体征　体检时两肺呼吸音多粗糙，可闻及散在干、湿性啰音，咳痰后可减少或消失。

二、治疗

【治疗原则】

迅速控制感染，必要时可适当吸氧。

【治疗药物的合理选用】

对于急性气管-支气管炎以对因治疗为主，配合对症治疗。

（一）对因治疗

1.抗细菌感染　可选用头孢菌素类抗生素（如头孢拉定、头孢克洛、头孢克肟）、青霉素类抗生素（如阿莫西林）、大环内酯类抗生素（如罗红霉素、阿奇霉素），也可使用喹诺酮类抗菌药等，但不主张滥用抗生素。临床常用抗细菌药用法用量及注意事项见表2-5。

表2-5　临床常用抗细菌药

药物	用法用量	注意事项
头孢拉定	口服：成人常用量，一次0.25~0.5g，每6小时一次，感染较严重者一次可增至1g，但一日总量不超过4g；小儿常用量，按体重一日25~50mg/kg，分3~4次服	用药前询问过敏史；本药可通过胎盘进入胎儿体内，也可进入乳汁，孕妇、哺乳期妇女慎用，美国FDA妊娠分级为B级
头孢克洛	口服：成人一次0.25g，一日3次，严重感染患者剂量可加倍，但一日总量不超过4g；小儿按体重一日20~40mg/kg，分3次给予，但一日总量不超过1g	同上
头孢克肟	口服：成人及体重30kg以上儿童一次100mg，一日两次；成人重症感染者可增加至每次200mg，一日2次；小儿按每次1.5~3.0mg/kg计算给药量，一日2次	用药前询问过敏史

27 ·

续表

药物	用法用量	注意事项
阿莫西林	口服：成人一次 0.5g，每 6~8 小时 1 次，一日剂量不超过 4g；小儿一日剂量按体重 20~40mg/kg，每 8 小时 1 次；3 个月以下婴儿一日剂量按体重 30mg/kg，每 12 小时 1 次	用药前询问过敏史；本药可通过胎盘进入胎儿体内，也可进入乳汁，孕妇、哺乳期妇女慎用，美国 FDA 妊娠分级为 B 级
罗红霉素	空腹口服：成人一次 150mg，一日 2 次；小儿每次 2.5~5mg/kg 计算给药量，一日 2 次	进食后服药会减少吸收，与牛奶同服可增加吸收；对本药过敏者禁用
阿奇霉素	口服：成人首日一日 1 次服用 0.5g，第 2~5 日一日 1 次服用 0.25g；小儿用药遵医嘱	对本药过敏者禁用
氧氟沙星	口服，成人常用量一次 0.3g，一日 2 次，疗程 7~14 日	为避免结晶尿的发生，宜多饮水；避免过度暴露于阳光，如发生光敏反应需停药

2.抗过敏 病情较为严重者，成人可选用氯雷他定、枸地氯雷他定或地塞米松，小儿选用酮替芬，以减少过敏介质释放。临床常用抗过敏药用法用量及注意事项见表2-6。

表2-6 临床常用抗过敏药

药物	用法用量	注意事项
氯雷他定	空腹口服，成人及 12 岁以上儿童每次 10mg，每日 1 次	哺乳期妇女服药期间应停止哺乳
枸地氯雷他定	空腹口服，成人及 12 岁以上儿童每次 8.8mg，每日 1 次	
地塞米松	口服，成人开始剂量为一次 0.75~3.00mg，一日 2~4 次；维持量约一日 0.75mg，视病情而定	结核病、急性细菌性或病毒性感染患者慎用，必要应用时，必须给予适当的抗感染治疗；长期服药后，停药前应逐渐减量
酮替芬	口服，成人每次 1mg，每日 2 次，早晚服，儿童酌减	服药期间不得驾驶机、车、船、从事高空作业、机械作业及操作精密仪器

（二）对症治疗

1.痰多黏稠者，可选用氨溴索、溴己新或羧甲司坦等祛痰药。

2.干咳者，可选用右美沙芬、喷托维林、苯丙哌林等镇咳药。

临床常用祛痰止咳药用法用量及注意事项见表2-3。

【常见药物不良反应及处理】

1.头孢拉定 本药不良反应较轻，常见恶心、呕吐、腹泻、上腹部不适等胃肠道反应；个别患者出现药物疹、假膜性肠炎等。

2.**头孢克洛**　多见胃肠道反应、血清病样反应、过敏反应等。

3.**头孢克肟**　不良反应大多短暂而轻微，有胃肠道反应、过敏反应。

4.**阿莫西林**　主要不良反应有恶心、呕吐、腹泻等胃肠道反应，宜饭后服用；皮疹、药物热和哮喘等过敏反应，一旦出现立即停药。

5.**罗红霉素**　主要有胃肠道反应，偶见皮疹、头痛、肝功能异常等。

6.**阿奇霉素**　主要有胃肠道反应、过敏反应等。

7.**氯雷他定**　可引起心律失常，发生率低但后果严重，必要时加强心电监测。

8.**酮替芬**　主要抑制中枢神经系统，导致嗜睡、疲倦乏力、反应迟钝，头晕等，服药期间禁止驾驶机、车、船、从事高空作业以及操作精密仪器。还有胃肠道反应。

9.**地塞米松**　长期用药可引起药源性肾上腺皮质功能亢进症，诱发或加重感染，诱发或加重溃疡，诱发或加重心血管疾病，升高血糖，延缓伤口愈合，诱发精神失常等。严格掌握适应证和禁忌证，不可滥用。长期全身用药时，应给予低盐、低糖、低脂、高蛋白饮食，并注意补充维生素D、钙剂和钾盐。

【常见药物相互作用及建议】

1.**头孢拉定–苯妥英钠**　头孢拉定可延缓苯妥英钠在肾小管的排泄，导致苯妥英钠血药浓度增高。建议在服用苯妥英钠抗癫痫时，尽量不要用头孢菌素类抗菌药抗感染。

2.**头孢克洛–强利尿药**　两者合用可增加肾毒性，建议二者不要合用。

3.**头孢克洛–抗酸药**　用抗酸药后1小时内服用头孢克洛，可降低其吸收。

4.**阿莫西林–食用纤维**　食用纤维可吸附阿莫西林，减少其吸收。建议服用阿莫西林期间，减少高纤维食物的摄入，必要时增加阿莫西林的剂量。

5.**阿莫西林–口服避孕药**　两者合用可使口服避孕药药效降低，建议二者不要合用。

6.**罗红霉素–奥美拉唑**　两者合用可使药物在胃内局部浓度升高，更好地消除幽门螺杆菌。可以合用，但应观察患者临床表现。

7.**罗红霉素–地西泮**　两者合用可使地西泮血药浓度增高，毒性增加。不宜合用。

8.**罗红霉素–地高辛**　两者合用可使地高辛血药浓度增加，出现地高辛毒性反应。不宜合用。

9.**阿奇霉素–华法林**　两者合用可使华法林的抗凝作用增强，合用需监测患者凝血功能。

10.**氯雷他定–酮康唑**　酮康唑为肝药酶抑制剂，合用可抑制氯雷他定的代谢，使其血药浓度增加。不宜合用。

11.**酮替芬–乙醇**　合用可加重中枢抑制作用。服用酮替芬期间不饮酒。

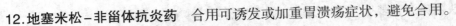

12.地塞米松-非甾体抗炎药　合用可诱发或加重胃溃疡症状，避免合用。

13.地塞米松-对乙酰氨基酚　增加肝毒性，避免合用。

14.地塞米松-三环类抗抑郁药　可加重精神症状，避免合用。

15.地塞米松-降糖药　合用导致血糖水平出现波动，合用时应调整降糖药剂量。

第三节　慢性支气管炎

一、疾病概述

慢性支气管炎（慢支）是指气管、支气管黏膜及其周围组织的慢性非特异性炎症。临床上以咳嗽、咳痰或伴有喘息为主要症状，常反复发作。随病情进展，常并发阻塞性肺气肿，进而发生肺动脉高压、肺源性心脏病（肺心病）。多见于中老年人。

【病因】

慢性支气管炎的病因尚不明确，可能与下列因素有关。

1.有害气体和颗粒　如吸烟、粉尘、刺激性气体等，这些有害物质可损伤气道上皮细胞，使纤毛运动减退和巨噬细胞吞噬功能降低，使气道杯状细胞增生、分泌亢进、呼吸道分泌物增多，气道阻力增加。

2.感染　病毒、细菌、支原体等感染是慢性支气管炎发生发展的重要原因之一。长期、反复病原体感染，可破坏气道正常的防御功能，造成气管、支气管黏膜的损伤和慢性炎症。

【临床表现】

1.症状　缓慢起病，病程长，反复发作。慢性咳嗽，以晨间咳嗽为主，睡眠时有咳嗽；咳痰，为白色黏液或浆液性泡沫痰，偶可带血，清晨咳痰较多，体位变动可刺激咳痰；喘息或气急，喘息明显者称为喘息型支气管炎，若伴有肺气肿可表现为劳动或活动后气急。

2.体征　急性发作期可在背部或肺底听到干、湿性啰音，咳嗽后减少或消失。如伴发哮喘可闻及广泛哮鸣音、呼气期延长。

二、治疗

【治疗原则】

在急性发作期应以控制感染和祛痰、止咳为主；伴发喘息时，应给予解痉平喘药治疗。在缓解期可注射人血丙种球蛋白，以减少发作频率，一般在春季或秋季注射。

【治疗药物的合理选用】

对于慢性支气管炎以对症治疗为主，合并细菌感染者使用抗生素。

（一）对症治疗

1.痰多黏稠者，可选用氨溴索、溴己新或羧甲司坦等祛痰药。

2.干咳者，可选用右美沙芬、喷托维林或苯丙哌林等镇咳药。

临床常用祛痰止咳药用法用量及注意事项见表2-3。

（二）抗细菌感染

可选用头孢菌素类、青霉素类、大环内酯类抗生素，也可使用喹诺酮类抗菌药，但不主张滥用抗生素。临床常用抗菌药用法用量及注意事项见表2-5。

第四节　支气管哮喘

一、疾病概述

支气管哮喘是由多种细胞（如嗜酸性粒细胞、肥大细胞、中性粒细胞、T淋巴细胞、气道上皮细胞等）和细胞组分参与的一种气道慢性炎症性疾病。这种慢性炎症会导致气道反应性增加和广泛多变的可逆性气流受限，并引起反复发作性喘息、气急、咳嗽或胸闷等症状，常在夜间和（或）清晨发作或加剧。

【病因】

支气管哮喘的病因尚未明确，主要受遗传因素和环境因素影响。

1.**遗传因素**　有家族史，病人的亲属患病率高于群体患病率，亲缘关系越近患病率越高。

2.**环境因素**　环境因素是支气管哮喘发作的诱发因素，包括吸入性致敏原、感染、药物等。

【临床表现】

1.**症状**　哮喘发作前常有先兆症状，如打喷嚏、干咳、流泪等。典型表现为发作性呼气性呼吸困难或发作性胸闷和咳嗽，伴有哮鸣音。严重者被迫采取坐位或呈端坐呼吸，甚至出现发绀等。咳嗽变异性哮喘患者以咳嗽为唯一症状，干咳或咳出大量白色泡沫样痰。哮喘可在几分钟内发作，持续几小时至几天。夜间和凌晨发作或加重是哮喘的特征之一。有些青少年表现为运动时出现胸闷、咳嗽和呼吸困难，称运动性哮喘。

2.体征 发作时胸部呈过度充气状态，呼气延长，双肺闻及广泛哮鸣音。严重哮喘发作时，可见心率加快、胸腹反常运动和发绀。

二、治疗

【治疗原则】

支气管哮喘发作期间应迅速缓解气管痉挛症状，还要对症治疗。伴有呼吸困难者，应适当吸氧。

【治疗药物的合理选用】

对于支气管哮喘应以对症治疗为主。

1.轻度、中度哮喘发作的病人 可首选 β 受体激动药。应选用对支气管平滑肌选择性高的 $β_2$ 受体激动剂，可经口服给药或气雾吸入。尽量不用或少用肾上腺素或异丙肾上腺素，应当注意全面治疗，如避开过敏原、控制呼吸道感染等。

2.哮喘严重发作或呈哮喘持续状态患者 除给予 $β_2$ 受体激动剂、茶碱类等治疗外，应早期、足量应用糖皮质激素类药，经静脉给药，疗程要短，一般 3 日后减量，然后停用或改为口服糖皮质激素类药。

3.慢性哮喘患者 可用 $β_2$ 受体激动剂、茶碱类、抗胆碱药等。仍控制不满意者，可口服糖皮质激素类药。待哮喘控制后，最好停用糖皮质激素类药，不能停用者，应逐渐减至最小维持量，可用每天早晨一次服用或隔日早晨一次服药的方法以减少不良反应，也可用气雾剂来代替或部分代替口服给药。

4.以咳嗽为主要症状的支气管哮喘患者 用平喘药如 $β_2$ 受体激动药、茶碱类等药物治疗，可获得良好的效果。

5.支气管哮喘患者 在哮喘缓解后，呼吸道内仍有过敏性炎症存在，此时呼吸道反应性增高，一旦受到某种刺激，又可使哮喘发作。对此，可选用糖皮质激素类药物或色甘酸钠等预防其发作。

临床常用平喘药用法用量及注意事项见表2-7。

表2-7 临床常用平喘药

药物	分类	用法用量	注意事项
沙丁胺醇	β₂受体激动剂	口服：成人，每次2~4mg，一日3次；气雾吸入：每次0.1~0.2mg，必要时每4小时重复1次，但24小时内不宜超过8次；粉雾吸入：成人每次吸入0.4mg，一日3~4次	本药仅扩张支气管，哮喘症状持续不能缓解建议患者去医院就诊；通常预防发作口服，控制发作用气雾或粉雾吸入；避免长期大剂量单独使用，可有计划地与其他平喘药交替使用；对本品过敏者禁用
倍氯米松	糖皮质激素类药	气雾吸入糖皮质激素需根据持续型哮喘严重程度给予适当剂量，分起始吸入剂量和维持吸入剂量。起始吸入剂量指治疗开始至治疗3个月左右的剂量，维持吸入剂量为长期治疗的剂量	吸入型糖皮质激素主要用来长期治疗持续性哮喘；气雾剂仅用于慢性哮喘，急性发作病例应先用其他平喘药控制急性症状后再用本药维持治疗
孟鲁司特	白三烯受体阻断药	口服：15岁及15岁以上成人，每次10mg，一日1次，睡前服用；6~14岁儿童，每次5mg，一日1次，睡前服用；2~6岁儿童，每次4mg，一日1次	不用于治疗急性哮喘发作
异丙托溴铵	M受体阻断药	成人常用量：定量雾化吸入，一次40~80μg，一日3~4次；儿童常用量：6岁以上儿童，定量雾化吸入，一次20~40μg，一日3~4次	雾化吸入时应避免药物进入眼内；对阿托品类药物过敏者禁用
氨茶碱	茶碱类	口服：成人一次0.1~0.2g，一日0.3~0.6g；儿童一次按体重3~5mg/kg，一日2~3次	可通过乳汁排出，哺乳期妇女服用可引起婴儿激动或其他不良反应
色甘酸钠	过敏介质阻释药	粉雾吸入，每次20mg，一日4次，维持量，一日20mg；气雾吸入：每次3.5~7mg，一日3~4次	需提前用药，7~10天后起效；如需停药应逐量递减，不能突然停药，以防哮喘复发
氮䓬斯汀（爱赛平）	H₁受体阻断药	1喷/鼻孔，早晚各1次或遵医嘱	对本药过敏者禁用

【常见药物不良反应及处理】

1. **沙丁胺醇** 少数患者可见恶心、头痛、头晕、心悸、骨骼肌震颤等。长期或过量使用可导致快速型心律失常、低血钾、血压升高等，一旦出现立即减量或停药，必要时补钾。

2. **倍氯米松** 少数患者出现声音嘶哑、口咽部念珠菌感染等。每次用药后应立即漱口，不使药液残留于咽喉部。长期大量吸入（每日超过1mg），可抑制下丘脑-垂体-肾上腺皮质轴，导致继发性肾上腺皮质功能不全。

3. **孟鲁司特** 不良反应轻微，主要有轻度头痛、头晕以及胃肠道反应。

4. **异丙托溴铵** 个别患者可有暂时性口干、鼻粘膜干燥，偶见眼发干，偶见干咳和喉部不适。

5.氨茶碱 主要包括神经系统反应如头痛、烦躁、易激动或失眠等，胃肠道反应如恶心、呕吐、食欲减退等，以及接触性皮炎、湿疹等过敏反应。中枢兴奋症状可用镇静药对抗。饭后服用或与氢氧化铝同服可减轻胃肠道反应。

6.色甘酸钠 少数患者因吸入的干粉刺激，出现口干、呛咳、胸部紧迫感，甚至诱发哮喘，同时吸入异丙肾上腺素可避免其发生。

7.氮卓斯汀 不良反应发生率较低，主要表现为嗜睡、口干、头晕、恶心、呕吐等。

【常见药物相互作用及建议】

1.沙丁胺醇-β受体激动药，两者合用可使扩张支气管作用增强，但不良反应也增加。合用期间应注意剂量的调控和疗效的变化。

2.沙丁胺醇-β₂受体激动药，两者合用产生拮抗作用，药效减弱或消失。不宜合用。

3.孟鲁司特不得与特非那定、阿司咪唑、西沙必利或三唑仑等药物合用。

4.异丙托溴铵-β受体激动药，两者合用产生协同作用，但不良反应也增加。合用期间应注意剂量的调控和疗效的变化。

第三章 消化系统疾病合理用药指导

第一节 消化性溃疡

一、疾病概述

消化性溃疡指胃肠道黏膜被自身消化而形成的溃疡，主要指发生于胃和十二指肠的慢性溃疡。临床特点为慢性过程、周期性发作、节律性上腹部疼痛等。

【病因】

临床研究表明，胃酸分泌过多、幽门螺杆菌（Hp）感染和胃黏膜保护作用减弱等因素是引起消化性溃疡的主要环节，胃排空延缓、胆汁反流、遗传因素、药物因素、环境因素和精神因素等和消化性溃疡的发生也有关。

【临床表现】

（一）症状

上腹痛是消化性溃疡的主要症状，或以出血、穿孔等并发症为首发症状。典型的消化性溃疡有以下临床症状：

1.**慢性过程**　腹痛长期反复发作，病史可达几年至十几年。

2.**周期性发作**　发作期与缓解期交替出现，发作期可为几天、几周或几个月，继以较长时间的缓解，后又复发。

3.**节律性疼痛**　多数病人上腹痛具有节律性。胃溃疡上腹痛常在餐后约1小时发生，经1~2小时后逐渐缓解，较少发生夜间痛。十二指肠溃疡上腹痛常在两餐之间，至下次进餐后缓解，故又称空腹痛、饥饿痛，部分病人于午夜发生，称夜间痛。

此外，病人常伴上腹胀、反酸、嗳气、食欲减退等消化不良症状；还可出现多汗、失眠等自主神经功能失调症状。

（二）体征

溃疡活动期上腹部有局限性轻压痛，缓解期无明显体征。

二、治疗

【治疗原则】

消除病因、缓解症状、促进溃疡愈合、防止复发和防治并发症。

【治疗药物的合理选用】

治疗药物包括抗酸药、胃酸分泌抑制药、胃黏膜保护药及抗幽门螺杆菌药。抗酸药常用碱性药物如氢氧化铝、铝碳酸镁及其复方制剂等。胃酸分泌抑制药有H_2受体阻断药和质子泵抑制剂等。胃黏膜保护药包括硫糖铝、枸橼酸铋钾和米索前列醇等。根除幽门螺杆菌治疗目前推荐以质子泵抑制剂或胶体铋为基础加上克拉霉素、阿莫西林、甲硝唑和呋喃唑酮等抗生素中的两种，组成三联治疗方案。临床常用抗消化性溃疡药用法用量及注意事项见表3-1。

表3-1 临床常用抗消化性溃疡药

药物	用法用量	注意事项
氢氧化铝	口服：成人一次0.6~0.9g，一日3次，餐后1小时服和睡前服用	服用片剂应嚼碎；避免与奶制品同服；避免与酸性药物同服
雷尼替丁	口服：成人一次0.15g，一日2次。于清晨和睡前服用。	连续使用不得超过7天；8岁以下儿童禁用，孕妇及哺乳期妇女禁用
法莫替丁	口服：成人一次20mg，一日2次，早、晚餐后或睡前服；4~6周为一疗程；溃疡愈合后维持量减半	对本药成份过敏的患者，严重肾功能不全者禁用
奥美拉唑	口服：成人一次20mg，一日1~2次，每日晨起吞服或早晚各一次；胃溃疡疗程通常为4~8周，十二指肠溃疡疗程通常2~4周	治疗胃溃疡时，应首先排除溃疡型胃癌的可能，因用本药治疗可减轻其症状，从而延误治疗
兰索拉唑	口服：成人每日清晨口服1次，一次15~30mg	孕妇及哺乳期妇女不宜使用
硫糖铝	口服：成人一次1g，一日4次。餐前一小时及睡前嚼碎后服用	本品须空腹时服用；连续应用不宜超过8周
枸橼酸铋钾	口服：成人一次0.3g，一日3~4次，餐前半小时服	服用本药期间不得服用其他铋制剂；服药时不得同时食用高蛋白饮食（如牛奶等）
克拉霉素	口服：清除幽门螺杆菌感染的推荐剂量为每日2次，每次500mg	孕妇禁用
甲硝唑	厌氧菌感染，成人口服每日0.6~1.2g，分3次服，7~10日为一疗程	孕妇、哺乳期妇女禁用；本药可抑制酒精代谢，用药期间应戒酒

【常见药物不良反应及处理】

1.氢氧化铝 引起便秘比较常见，为防止便秘，可与具有缓泻作用的镁盐如三硅酸镁或氧化镁交替服用。降低血清磷酸盐浓度，使磷自骨内移出，骨折患者不宜使用。

长期大量服用可致低磷血症、骨质疏松、骨软化症等，因此需要补充磷酸盐。血液中过量的铝可能导致尿毒症患者出现缺铁性贫血，应减少氢氧化铝的剂量。

2.雷尼替丁　不良反应常见恶心、皮疹、便秘、乏力、头痛、头晕等。少数患者服药后引起轻度肝功能损伤，停药后症状即消失，肝功能也恢复正常。

3.法莫替丁　少数患者可出现皮疹、荨麻疹等过敏反应以及口干、恶心、呕吐、便秘和腹泻等胃肠道反应。

4.奥美拉唑　不良反应轻微，常见腹泻、头痛、恶心、腹痛、胃肠胀气及便秘，偶见皮疹、眩晕、嗜睡、失眠等。

5.兰索拉唑　副作用轻微，主要表现为口干、恶心、头晕、头痛、嗜睡等。

6.硫糖铝　较常见的不良反应是便秘，少见和偶见的有腰痛、腹泻、恶心、眩晕、嗜睡等。

7.枸橼酸铋钾　服药期间口内可能带有氨味，并可使舌苔及大便呈灰黑色，停药后即自行消失；偶见恶心、便秘。

8.克拉霉素　主要有口腔异味，恶心、呕吐等胃肠道反应，皮疹、皮痒等过敏反应。

9.甲硝唑　以胃肠道反应最为常见，包括恶心、呕吐、食欲不振、腹部绞痛，宜饭后服用。神经系统症状有头痛、眩晕，偶有感觉异常、肢体麻木、共济失调、多发性神经炎等。少数病例发生荨麻疹、瘙痒、膀胱炎、排尿困难、口中金属味等，均属可逆性，停药后自行恢复。

【常见药物相互作用及建议】

1.氢氧化铝–雷尼替丁/西咪替丁　氢氧化铝可减少西咪替丁及雷尼替丁的吸收。如需合用，应尽量延长服药间隔时间。

2.氢氧化铝–四环素　可发生络合反应，降低四环素疗效。合用时两药需间隔2小时以上。

3.雷尼替丁–普萘洛尔/利多卡因　雷尼替丁可减少肝脏血流量，因而与普萘洛尔、利多卡因等代谢受肝血流量影响大的药物合用时，可延缓这些药物的作用。

4.奥美拉唑–克拉霉素　两药合用可使奥美拉唑的血浆峰浓度提高30%，克拉霉素的血浆浓度也有一定提升。合用可提高对幽门螺杆菌的根除率。建议合用。

5.奥美拉唑–四环素　可使四环素吸收减少，降低疗效。

6.奥美拉唑–维生素C/维生素E　维生素C或E可限制奥美拉唑引起的致癌性硝酸化合物的形成，建议合用。

7.兰索拉唑–罗红霉素　两者合用可使罗红霉素在胃中局部浓度增加，两者用于治疗幽门螺杆菌感染具有协同作用。

8.**兰索拉唑-抗酸药** 两者合用可使兰索拉唑的生物利用度减少。如需合用，应在使用抗酸药后1小时再给予兰索拉唑。

9.**兰索拉唑-克拉霉素** 两者合用有可能发生舌炎、口腔炎和舌头变黑的现象。如需合用，应注意监测口腔黏膜的变化，必要时可停用克拉霉素，并减少兰索拉唑的剂量。

10.**兰索拉唑-硫糖铝** 硫糖铝可干扰兰索拉唑的吸收，使其生物利用度减少。兰索拉唑应在服用硫糖铝前至少30分钟服用。

11.**硫糖铝与四环素、地高辛、华法林、西咪替丁、脂溶性维生素同时服用，可干扰和影响这些药物的吸收，故应间隔2小时再服用上述药物。**

12.**枸橼酸铋钾-牛奶/抗酸药** 牛奶和抗酸药可干扰枸橼酸铋钾的作用，不能同时服用。

13.**甲硝唑-乙醇** 服用甲硝唑期间饮酒会出现双硫仑样反应，应用甲硝唑期间或停药后1周内，禁止饮酒以及含乙醇的饮料。

第二节 消化不良

一、疾病概述

消化不良分为器质性消化不良和功能性消化不良。

器质性消化不良是指经胃肠镜、CT等影像学检查及各种化验检查能够显示相关病因，如消化性溃疡、反流性食管炎、慢性胃炎、慢性胰腺炎、肝硬化等消化系统疾病或糖尿病、肿瘤等引起的消化不良。

功能性消化不良主要表现为上腹部不适、疼痛、腹胀、餐后饱胀、打嗝、嗳气、恶心、呕吐等。经过多项检查排除器质性疾病，症状迁延不愈，反复发作，严重影响患者的生存质量和心理健康。

【病因】

功能性消化不良主要认为与胃肠动力不足、胃排空延缓、内脏敏感性增强有关。近年来，发现感染因素、精神心理因素、遗传易感性和某些胃肠激素与功能性消化不良密切相关。

【临床表现】

持续或间断的上腹部不适、疼痛、腹胀、早饱、餐后饱胀、打嗝、嗳气、恶心、呕吐等。常常因胸闷、早饱感、肚子胀等不适而不愿进食或尽量少进食，夜里也不易安睡。还有一些患者腹胀明显，腹部肠鸣，排气增多，甚至大便中常可见不消化的食物残渣。

二、治疗

【治疗原则】

器质性消化不良要针对病因积极治疗，兼对症治疗。功能性消化不良以对症治疗为主。

【治疗药物的合理选用】

1.胃肠动力不足导致的消化不良，可选用促胃肠动力药，如多潘立酮、甲氧氯普胺等。多潘立酮增加胃肠平滑肌张力及蠕动，使胃排空速度加快，胃部得以畅通、消化和推进食物，促进食物及肠道气体排泄，从而消除消化不良的各种症状。用于治疗消化不良、腹胀、嗳气、恶心、呕吐等。甲氧氯普胺促进胃肠蠕动，促进胃排空，用于镇吐及胃肠功能失调所致的消化不良和胃胀气。临床常用促胃肠动力药用法用量及注意事项见表3-2。

表3-2 临床常用促胃肠动力药

药物	用法用量	注意事项
多潘立酮（吗丁啉）	口服：成人一次10mg，一日3次，饭前15~30分钟服用	心脏病患者（心律失常）以及接受化疗的肿瘤患者服用可能加重心律紊乱；孕妇慎用，哺乳期妇女用药期间应停止哺乳
甲氧氯普胺	口服：成人每次5~10mg，一日10~30mg，饭前30分钟服用；5~14岁小儿每次2.5~5mg，一日3次，餐前30分钟服，宜短期服用	遇光变成黄色或黄棕色，毒性增加

2.各种消化腺分泌的消化酶不足或肝脏分泌的胆汁不足而引起的消化不良，可选用消化酶制剂，如胃蛋白酶、胰酶、多酶片等。胃蛋白酶能在胃酸参与下使凝固的蛋白质分解，用于消化功能减退引起的消化不良。胰酶在中性或弱碱性环境中可促进蛋白质、淀粉及脂肪的消化。用于治疗消化不良、食欲不振，以及肝、胰腺疾病引起的消化障碍。多酶片由胰酶与胃蛋白酶组成，用于治疗消化不良、食欲减退。

【常见药物不良反应及处理】

1.**多潘立酮** 不良反应少，偶见头痛、头晕、嗜睡、口干、便秘、腹泻等。

2.**甲氧氯普胺** 较常见的不良反应为昏睡、烦燥不安、疲怠无力。少见的反应有恶心、便秘、腹泻、睡眠障碍、眩晕等。大剂量长期应用可能因阻断多巴胺受体，使胆碱能受体相对亢进而导致锥体外系反应，可出现肌震颤、发音困难、共济失调等。

【常见药物相互作用及建议】

1.多潘立酮-甲氧氯普胺 两者作用相似，均为多巴胺受体阻断药，不宜合用。

2.多潘立酮-对乙酰氨基酚 两者合用可使对乙酰氨基酚的吸收增加。合用应间隔1小时以上。

3.多潘立酮/甲氧氯普胺-阿托品 阿托品对胃肠道平滑肌有解痉作用，两药作用拮抗，合用可减弱多潘立酮治疗消化不良的作用。不宜合用。

4.甲氧氯普胺-西咪替丁 合用可使西咪替丁的吸收减少，生物利用度降低。若合用，服药间隔时间至少1小时。

第三节 腹 泻

一、疾病概述

腹泻，俗称"拉肚子"。是指排便次数明显超过平日习惯的频率，粪质稀薄，水分增加，每日排便量超过200g，或含未消化食物或脓血、黏液等。腹泻可分为急性与慢性两种。急性腹泻发病急剧，病程在2~3周之内，大多为感染引起。慢性腹泻指病程在两个月以上或间歇期在2~4周内的复发性腹泻，发病原因更为复杂，可为感染性或非感染性因素所致。

【病因】

1.感染 感染性腹泻是由细菌、病毒、真菌、寄生虫等病原体引起，如细菌性痢疾、病毒性肠炎和阿米巴痢疾等。常见致病菌有肠球菌、肠杆菌、志贺杆菌、螺旋杆菌、霍乱弧菌等。

2.非感染因素 食物中毒，如毒蘑菇、河豚等；过敏性肠炎、溃疡性结肠炎等；全身性疾病，如糖尿病性肠炎、神经功能性腹泻等；不洁饮食史等。

【临床表现】

1.急性腹泻起病急骤，病程较短，多为感染或食物中毒所致；慢性腹泻起病缓慢，病程较长，多见于慢性感染、非特异性炎症、肠道肿瘤或神经功能紊乱等。

2.急性感染性腹泻，每天排便次数可多达10次以上，如为细菌感染，常有黏液血便或脓血便；阿米巴痢疾的粪便呈暗红色或果酱样。慢性腹泻，每天排便数次，可为稀便，也可带黏液和脓血，常见于慢性细菌性痢疾、炎症性肠炎、结肠癌或直肠癌等。小肠病变引起的腹泻，粪便呈糊状或水样，可含有未完全消化的食物成分，大量水泻容易导致脱水和电解质丢失。结肠病变引起的腹泻，粪便中含较多黏液，量少，次数多。

3.急性细菌性痢疾多伴有发热、里急后重等症状。

二、治疗

【治疗原则】

迅速控制感染，对症治疗，同时补充水分和电解质，以防脱水。

【治疗药物的合理选用】

1.细菌感染性腹泻，可选用庆大霉素、诺氟沙星、黄连素等抗菌药，非感染性腹泻不需要使用抗菌药物。临床常用抗细菌感染性腹泻药用法用量及注意事项见表3-3。

表3-3　临床常用抗细菌感染性腹泻药

药物	用法用量	注意事项
庆大霉素	口服：成人一次80~160mg，一日3~4次；小儿每日10~15mg/kg，分3~4次服	对本药或其他氨基糖苷类抗生素过敏者禁用；长期或大剂量服用应注意出现肾毒性或耳毒性的可能；长期服用可致肠道菌群紊乱
诺氟沙星	口服：肠道感染一次300~400mg，一日2次，疗程5~7日	宜空腹服用；服药期间多饮水；应避免过度暴露于阳光，发生光敏反应需停药
黄连素	口服：成人一次0.1~0.3g，一日3次	对本药过敏者禁用

2.肠蠕动增快所致腹泻，如甲亢、糖尿病和胃肠功能紊乱者，可选用肠蠕动抑制剂。此类药能提高胃肠张力，抑制肠蠕动，制止推进性收缩，代表药物有地芬诺酯、洛哌丁胺等。

3.肠黏膜分泌增加所致腹泻，如霍乱、食物中毒等，可选择吸附剂。其通过表面的吸附作用而吸附肠道气体、细菌、病毒、外毒素，阻止其被吸收或损害肠黏膜。药物有药用炭、白陶土、蒙脱石散等。蒙脱石散对病毒、细菌及其毒素等攻击因子有强大吸附作用。

4.肠道内菌群失调引起的婴幼儿腹泻和抗生素相关性腹泻，应该首选微生态制剂，微生态制剂通过增加腹泻患者肠道内有益菌的数量和活力，抑制致病菌的生长，以恢复正常的菌群平衡，达到缓解腹泻症状的效果。常用微生态制剂有双歧杆菌、乳酸菌、枯草杆菌、屎肠球菌、嗜酸乳杆菌、粪肠球菌、芽孢酪酸菌、地衣芽孢杆菌、长双歧杆菌、保加利亚乳杆菌、嗜热链球菌等。

【常见药物不良反应及处理】

1.**庆大霉素**　少见恶心、呕吐、食欲不振等胃肠道反应；偶见耳鸣、听力减退、血尿、尿量减少等耳毒性和肾毒性。由于潜在的耳毒性和肾毒性，故小儿、老年患者慎用本药。虽然本药口服后吸收很少，但由于吸收部分可通过胎盘进入胎儿体内，故孕妇要慎用。哺乳期妇女用药期间应暂停哺乳。

2.诺氟沙星　胃肠道反应较为常见，可表现为腹部不适或疼痛、腹泻、恶心或呕吐。中枢神经系统反应可有头昏、头痛、嗜睡或失眠，有精神病病史者不宜使用。临床研究发现儿童用药后可发生关节痛、关节水肿和肌腱炎等症状，故小儿和孕妇禁用。大剂量使用可出现结晶尿，宜多饮水。

3.黄连素　可引起溶血性贫血，葡萄糖-6-磷酸脱氢酶（G-6-PD）缺乏的患者禁用。

【常见药物相互作用及建议】

1.庆大霉素–其他氨基糖苷类抗生素　合用或先后连续应用，可增加耳毒性、肾毒性及神经肌肉阻滞作用的可能性，禁止合用。

2.庆大霉素–呋塞米/依他尼酸/万古霉素　合用或先后连续应用，可增加耳毒性与肾毒性的可能性，应避免合用。

3.诺氟沙星–尿碱化剂　两者合用可减少诺氟沙星在尿中的溶解度，导致结晶尿和肾毒性，应避免合用。

4.诺氟沙星–茶碱类药物　合用导致茶碱类药物的肝清除明显减少，血药浓度升高，出现茶碱中毒症状，如恶心、呕吐、震颤等，故合用时应测定茶碱类血药浓度和调整用药剂量。

5.诺氟沙星–华法林　同用可增强华法林的抗凝作用，合用时应严密监测患者的凝血酶原时间。

6.多种维生素，或其他含铁、锌离子的制剂及含铝或镁的制酸药可减少诺氟沙星的吸收。建议避免合用，不能避免时在本品服药前2小时，或服药后6小时服用。

7.黄连素–鞣酸　两者合用发生化学反应，生成难溶性鞣酸盐沉淀，降低疗效。避免联合用药。

第四节　便　秘

一、疾病概述

便秘是指排便次数减少，每周排便次数少于3次，同时排便困难、粪便干结。按病程分为急性便秘和慢性便秘，按有无器质性病变分为功能性便秘和器质性便秘。功能性便秘主要由进食量少、食物中缺乏维生素、活动量减少、年老体弱、不良排便习惯或长期滥用泻药等引起。便秘是老年人常见的症状，严重影响老年人的生活质量。器质性便秘多见于结肠、直肠、肛门疾病及全身性疾病等。

【病因】

引起便秘的病因有：进食量少、食物中缺乏维生素、活动量减少、年老体弱、不良排便习惯或长期滥用泻药；结肠良性或恶性肿瘤以及各种原因引起的肠梗阻、肠粘连等；直肠、肛门疾病，如肛裂、痔疮等；全身性疾病，如甲状腺功能减退、糖尿病等。

【临床表现】

急性便秘多有腹痛、腹胀，基至恶心、呕吐等症状。慢性便秘常因肠道吸收毒素而出现口苦、食欲不振、头昏、乏力等全身症状。粪便坚硬如羊粪，排便时可有左腹部或下腹部痉挛性疼痛与下坠感。粪便若过于坚硬，排便时可引起肛门疼痛或肛裂。便秘还可造成直肠、肛门过度充血，久之易致痔疮。慢性习惯性便秘多发生于中老年人。

二、治疗

【治疗原则】

积极寻找病因，针对不同病因进行治疗，避免滥用泻药，必要时使用缓泻剂。

【治疗药物的合理选用】

1.进食过少、食物中缺少纤维素者，可选用容积性泻药，如乳果糖。

2.年老体弱、排便动力减弱者，宜选用润滑性泻药，如开塞露、甘油栓等，也可选用刺激性泻药，如酚酞。

3.排便时不宜用力者，可选用润滑性泻药，如开塞露、甘油栓等。

临床常用泻药用法用量及注意事项见表3-4。

表3-4　临床常用泻药

药物	用法用量	注意事项
乳果糖	口服：每日剂量根据个人需要调节，起始剂量5~45 ml/日，维持剂量5~25 ml/日	如果在治疗2~3天后，便秘症状无改善或反复出现，建议患者去医院就诊
酚酞（果导）	口服：成人一次50~200mg；6岁以上儿童每次25~50mg；2~5岁儿童每次15~20mg，用量根据患者情况而增减，睡前服	长期应用可使血糖升高、血钾降低；长期应用可引起对药物的依赖性
开塞露	直肠给药，成人一次20ml，儿童一次10ml	对本药过敏者禁用；注药导管的开口应光滑，以免擦伤肛门

【常见药物不良反应及处理】

1.乳果糖 治疗起始几天可能会有腹胀，通常继续治疗即可消失，当剂量高于推荐治疗剂量时，可能会出现腹痛和腹泻，此时应减少使用剂量。如果长期大剂量服用，患者可能会因腹泻出现电解质紊乱。

2.酚酞 过敏反应罕见，偶能引起皮炎、药疹、瘙痒、灼痛及肠炎、出血倾向等。

【常见药物相互作用及建议】

酚酞-碳酸氢钠：两者合用能使尿液变红色。

第四章 心血管系统疾病合理用药指导

第一节 高血压

一、疾病概述

高血压是临床常见的心血管系统疾病，是一种以体循环动脉压升高为主要特征的临床综合征。高血压在临床上有两种类型：①原发性高血压，占总数的95%以上。②继发性高血压，仅占5%左右。世界卫生组织建议高血压诊断标准为：成人静息时动脉血压≥140/90mmHg（18.7/12.0kPa）。

高血压可引起心、脑、肾等主要器官损害。随着病情的发展，高血压会导致严重的并发症，将会增加患者病死率（肾功能衰竭、心力衰竭、动脉硬化、脑血管意外、猝死等），严重危害人类健康，称为"隐形杀手"，因此要高度重视高血压的预防和治疗。

高血压不能彻底根治，需要终生服药治疗，正确合理使用降压药，将血压控制在正常范围内，将有效减轻患者不适，减少或防止心、脑、肾等并发症的发生，降低病死率，延长病人寿命。高血压患病率与年龄呈正比，女性更年期前患病率低于男性，更年期后高于男性。

【病因】

1.**遗传倾向** 研究表明，高血压发病具有明显的家族集聚性。

2.**肥胖** 身体脂肪含量与血压水平呈正相关，肥胖会增加高血压的发生风险。

3.**饮食** 膳食结构不合理，如过多的钠盐、低钾饮食均可使血压升高。

4.**饮酒** 过量饮酒会使血压明显升高，是高血压发病的危险因素。

5.**药物影响** 服用避孕药的妇女血压均有明显升高，停用后血压恢复正常。

6.**民族与种族** 在中国，少数民族地区高血压患病率较高。在种族方面，非洲籍黑种人比生活在相似环境中的白种人血压要高。

7.**社会心理因素** 长期从事精神紧张度高的职业及脑力劳动者高血压发病率较高。

8.其他因素 高血压发病的其他危险因素包括缺乏体力活动、年龄等。

【临床表现】

1.早期患有高血压病人可表现头晕、头痛、心悸、耳鸣、注意力不集中、记忆力下降、手脚麻木、疲倦乏力、烦躁等症状，这些症状多为神经功能失调所致。

2.后期患者血压经常持续在较高水平，并伴有心、脑、肾等器官受损。如心损害先是心肌肥大，而后发生左心衰竭，出现胸闷、气急、咳嗽等临床症状；脑损害可致短暂性脑血管痉挛，使头晕头痛加重，一过性失明，半侧肢体活动失灵等，也可发生脑出血；肾损害可见夜间尿量增多或小便次数增多，严重时发生肾衰竭，可有尿少、无尿、食欲不振、恶心等症状。

二、治疗

【治疗原则】

1.根据病情特点选药 高血压伴有其他疾病时，根据药物的治疗特点合理选择降压药，注意药物的禁忌证。

2.根据病情轻重选药 轻度高血压先采取非药物疗法，效果如不理想则采用不良反应较少的降压药。中度高血压时常两药联用。重度高血压时常三药联用。高血压危象及高血压脑病则静滴硝普钠进行抢救。

3.联合用药 为了提高降压疗效，减少不良反应，常将作用机制不同的药物联合应用。

4.剂量个体化 降压药的作用个体差异很大，应根据"最好的疗效，最少的不良反应"原则，选用合适的药物及合理的剂量。

【治疗药物的合理选用】

(一)高血压临床选药

1.高血压合并心功能不全或支气管哮喘患者，宜选用氢氯噻嗪、卡托普利、哌唑嗪等，不宜用普萘洛尔。

2.高血压合并肾功能不全患者，宜选用卡托普利、硝苯地平。

3.高血压合并消化性溃疡患者，宜用可乐定，不适合用利血平。

4.高血压伴潜在性糖尿病或痛风患者，宜用卡托普利、硝苯地平或哌唑嗪，不宜用氢氯噻嗪。

5.高血压伴有精神抑郁患者，不宜用利血平、可乐定。

6.高血压伴有窦性心动过速患者，宜选用普萘洛尔等。

7.高血压危象及高血压脑病时，宜选用硝普钠静脉给药以迅速降低血压。

8.老年性高血压应避免使用能引起直立性低血压的药物（如大剂量氢氯噻嗪）和影响认知能力的药物（如可乐定）。

（二）联合用药

五种有效的联合降压治疗方案：

1.利尿药（如氢氯噻嗪）+β受体阻断药（如普萘洛尔）

2.α_1受体阻断药（如哌唑嗪）+β受体阻断药（如普萘洛尔）

3.钙通道阻滞剂（如硝苯地平）+β受体阻断药（如普萘洛尔）

4.钙通道阻滞剂（如硝苯地平）+血管紧张素转化酶抑制剂（卡托普利）

5.利尿药（氢氯噻嗪）+血管紧张素转化酶抑制剂（卡托普利）/AT_1受体阻断药（氯沙坦）

临床常用降压药用法用量及注意事项见表4-1。

表4-1 临床常用降压药

药物	用法用量	注意事项
氢氯噻嗪	口服：成人每日 25~100mg，分 1~2 次服用，并根据降压效果调整剂量	糖尿病、高尿酸血症、痛风、水、电解质紊乱、高钙血症、低钾血症慎用
吲达帕胺	口服：成人一次 2.5mg，每日 1 次，按降压效果调整剂量，早晨服用	严重肾功能不全、肝性脑病或严重肝功能不全、低钾血症禁用
螺内酯	口服：成人一次 20~40mg，每日 1~2 次，至少 2 周，以后酌情调整剂量	不宜与血管紧张素转化酶抑制剂合用，以免发生高钾血症
氨苯喋啶	口服：成人开始每日 20~100mg 分两次服用	每日最高剂量不超过 300mg
硝苯地平	口服：成人一次 10mg，每日 3 次；维持量一次 10~20mg，每日 3 次	合用其他降压药时，容易导致低血压
尼群地平	口服：成人常用量一次 10mg，每日 1 次，以后可根据情况调整为一次 20mg，每日 2 次	严重主动脉瓣狭窄的患者禁用
氨氯地平	口服：成人一次 5mg，每日 1 次，最大可增至每次 10mg，每日 1 次	严重低血压禁用
普萘洛尔	口服：成人初始剂量一次 10mg，每日 3~4 次，可单独使用或与利尿药合用。剂量应逐渐增加，每日最大剂量为 200mg	支气管哮喘患者禁用
美托洛尔	口服：成人一次 100~200mg，一日 2 次，剂量可根据病情和需要从小剂量开始，此后逐渐加量	中到重度心力衰竭
阿替洛尔	口服：成人开始每次 6.25~12.5mg，一日两次，按需要及耐受量渐增至 50~200mg	避免在进食时服药

续表

药物	用法用量	注意事项
哌唑嗪	口服：成人开始一次 0.5~1mg，每日 3 次，渐增至每日 6~15mg，分次服用	首次用量以 0.5mg 睡前服为宜，避免"首剂现象"
拉贝洛尔	口服：成人一次 100mg，每日 2~3 次，如疗效不佳，可增至一次 200mg，每日 3~4 次，饭后服。每日极量 2400mg	常见有眩晕、乏力、幻觉、胃肠道障碍等
卡托普利	口服：成人一次 12.5~50mg，每日 2~3 次	对本品过敏、白细胞减少的患者禁用
依那普利	口服：成人一次 5~10mg，分 1~2 次，以后随血压调整剂量	如疗效仍不满意，可加用利尿药
雷米普利	口服：成人一次 2.5mg，每天 1 次，维持量每天 2.5~5mg，最大剂量每天 10mg	血管神经性水肿，肾功能减退者禁用
培哚普利	口服：成人一次 4mg，每日 1 次，1 个月后根据血压可增至每日 8mg	老年人剂量应减半。必须饭前服用
氯沙坦	口服：成人一次 50~100mg，每日 1 次	儿童，妊娠和哺乳妇女禁用
缬沙坦	口服：成人一次 80~160mg，每日 1 次可以在进餐时或空腹服用	建议每天同一时间用药（如早晨）
替米沙坦	口服：成人一次 40~80mg，每日 1 次	本品应慎用于轻中度肝功能不全患者
可乐定	口服：成人一次 0.1mg，每日 2 次；常用维持剂量为每日 0.3~0.9mg，分 2~4 次口服	长期用药由于液体潴留及血容量扩充，可产生耐药性
美加明	口服：成人一次 2.5~5mg，每日 2~3 次，建议由小剂量开始	青光眼、冠脉硬化、肾功能减退者忌用
利血平	口服：成人一次 0.125~0.5mg，每天 2 次，最大剂量每次 1.5~2.0mg	溃疡性结肠炎、有精神病抑郁病史者、孕妇及哺乳期妇女禁用
肼屈嗪	口服：成人一次 10mg，每日 4 次，以后可用量渐增。（但每日超过 400mg，易产生不良反应）	患有红斑狼疮、结缔组织病、严重心绞痛患者禁用
米诺地尔	口服：成人一次 2.5mg，每日 2 次，每 3 日剂量加倍，维持量每日 10~40mg，单次或分次服用	最多每日不能超过 100mg。突然停药可致血压反跳，故宜逐渐停药
吡那地尔	口服：成人一次 25mg，每日 2 次	服用大剂量时易发生水肿

【常见药物不良反应及处理】

1. 氢氯噻嗪　不良反应有低钾血症、高钙血症、高尿酸血症、高血糖和高脂血症等。注意补钾，并定期监测血糖、血脂变化等。

2. 硝苯地平　可引起面部潮红、头痛、心跳加快、踝部水肿等副作用。

3. 普萘洛尔　可导致心动过缓，诱发支气管哮喘、高血糖、高脂血症等。

4. 哌唑嗪　不良反应有"首剂现象"，可将首次剂量减为 0.5mg，睡前服用。

5.卡托普利　最常见的不良反应有刺激性干咳、高血钾等。

6.氯沙坦　不良反应有轻度头晕、恶心等，偶可致高钾血症。

7.硝普钠　长期或大量应用可致血中氰化物蓄积中毒，必要时用硫代硫酸钠防治。

8.可乐定　可引起眩晕、体位性低血压及性功能减退等。

【常见药物相互作用及建议】

1.硝苯地平-硝酸酯类药物　两者合用可控制心绞痛发作，有较好的耐受性。

2.硝苯地平-β受体阻断剂　两者合用时，个别患者可能诱发或加重低血压、心力衰竭和心绞痛。

3.硝苯地平-地高辛　两者合用可增加地高辛的血药浓度。

4.硝苯地平-西咪替丁　两者合用时硝苯地平的血浆峰浓度增加。

5.氨氯地平-非甾体抗炎药　两者合用可减弱氨氯地平降压作用。

6.氨氯地平-普萘洛尔　两者合用耐受性良好，但可能引起过度低血压。

7.氨氯地平-锂制剂　两者合用可引起神经中毒，出现恶心、呕吐、腹泻、共济失调、震颤等。

8.地尔硫䓬-普萘洛尔　两者合用可增加普萘洛尔的生物利用度。

9.地尔硫䓬-卡马西平　两者合用地尔硫䓬可使卡马西平的血药浓度增高而导致中毒。

10.卡托普利-利尿药　两者合用使降压作用增强。

11.卡托普利-扩血管药　两者合用可能致低血压。

12.卡托普利-螺内酯　两者合用可能引起血钾过高。

13.缬沙坦-螺内酯　两者合用可导致血清钾的增高。

14.缬沙坦-非甾体抗炎药物　两者合用可使降压作用减弱。

15.氢氯噻嗪-多巴胺　两者合用使利尿作用增强。

16.氢氯噻嗪-抗痛风药　氢氯噻嗪可致高尿酸血症，加重痛风，两者合用应调整抗痛风药的剂量。

17.氢氯噻嗪-抗凝药物　两者合用使抗凝药的作用减弱。

18.氢氯噻嗪-降血糖药物　两者合用可降低降糖作用。

19.氢氯噻嗪-锂制剂　两者合用可增加锂的肾毒性。

20.吲达帕胺-肾上腺皮质激素　两者合用可减弱吲达帕胺利尿作用。

21.吲达帕胺-胺碘酮　两者合用易致心律失常。

22.螺内酯-雌激素　两者合用减弱螺内酯利尿作用。

23.螺内酯-地高辛　两者合用可延长地高辛的半衰期。

24.螺内酯-氯化铵　两者合用易发生代谢性酸中毒。

25.哌唑嗪-钙拮抗药　两者合用降压作用加强。

26.哌唑嗪-噻嗪类　两者合用可使降压作用加强。

27.哌唑嗪-吲哚美辛　两者合用使降压作用减弱。

28.利血平-乙醇或中枢神经抑制剂　合用可加强中枢抑制作用。

29.利血平-其他降压药　合用可加强降压作用，需进行剂量调整。

第二节　心绞痛

一、疾病概述

心绞痛是由冠状动脉供血不足引起的心肌急剧、短暂的缺血与缺氧的临床综合征，是冠心病的常见症状，多见于中老年人。

【病因】

心绞痛的发病机制是由于冠状动脉粥样硬化斑块、斑块破裂或冠脉痉挛导致管腔狭窄，从而使心肌需氧与供氧的平衡失调，导致心肌暂时性缺血缺氧，心肌无氧代谢增加，产生大量代谢产物刺激神经末梢引发疼痛。

【临床表现】

心绞痛发作时，病人胸骨后出现阵发性、压榨性绞痛或闷痛，并可放射至左肩、心前区和左上肢，疼痛一般持续3~5分钟，在过度劳累、剧烈运动或情绪激动时容易发生，休息后可以缓解。饱食、寒冷、吸烟、心动过速、休克等也可诱发。

心绞痛临床上一般可分为三种类型：①稳定型心绞痛，较常见，多在体力活动时发病，劳累或激动是主要诱因。②不稳定型心绞痛，常在活动较少甚至安静时发生，常无明显诱因，可恶化导致心肌梗死或猝死，亦可转变为稳定型心绞痛。③变异型心绞痛，由冠状动脉痉挛所诱发，常在夜间或休息时发病。

二、治疗

【治疗原则】

治疗心绞痛的基本原则是改善心肌供需氧的平衡，一方面增加心肌供血供氧，另一方面减少心肌耗氧量。前者主要通过扩张冠状动脉和改善心肌能量代谢，后者主要通过减慢心率、减弱心肌收缩力和缩小心室容积。

【治疗药物的合理选用】

抗心绞痛药是一类能恢复心肌氧的供需平衡的药物。合理的用药可以防止心绞痛发展为心肌梗死，延长寿命，同时减轻症状，消除患者痛苦。

1. 硝酸酯类药物 本类药物有硝酸甘油、硝酸异山梨酯和单硝酸异山梨酯等。硝酸甘油是代表药，其临床抗心绞痛作用已有百余年历史，至今仍是防治心绞痛最常用的药物之一，对各型心绞痛均有效，是稳定型心绞痛急性发作的首选药。舌下含服1~2分钟即开始起作用，能迅速终止心绞痛发作，约半小时后作用消失。延迟见效或完全无效时提示患者并非心绞痛或为更严重的冠心病；皮肤外用可预防心绞痛发作。与β受体阻断药合用可提高疗效。

2. β受体阻断药 本类药物有普萘洛尔、美托洛尔和比索洛尔等。以普萘洛尔为代表，主要用于稳定型和不稳定型心绞痛，因降压作用明显，且能治疗多种原因引起的快速型心律失常，所以对合并高血压或快速型心律失常患者更为适用。但不宜用于冠状动脉痉挛引起的变异型心绞痛，因易导致冠状动脉收缩，加重病情。

3. 钙通道阻滞药 本类药物有硝苯地平、氨氯地平、地尔硫䓬和维拉帕米等。以硝苯地平为代表，临床可用于各型心绞痛的治疗，但对变异型心绞痛最为有效。因降压作用明显，且能松弛支气管平滑肌，所以对伴有高血压、哮喘的心绞痛患者更为适用。

临床常用抗心绞痛药用法用量及注意事项见表4-2。

表4-2 临床常用抗心绞痛药

药物	用法用量	注意事项
硝酸甘油	一次 0.5mg（1 片），舌下含服，发作时服用，每 5 分钟可重复 1 片，直至疼痛缓解，如果 15 分钟内总量达 3 片后疼痛持续存在，立即就医；皮肤贴片，缓解期使用，一日 1 次	首次服用可能发生直立性低血压
硝酸异山梨酯	口服：预防心绞痛，一次 5~10mg，一日 2~3 次，一日总量 10~30mg；舌下含服，发作时服用，一次 5mg	不能突然停药，以避免反跳现象
普萘洛尔	口服：开始时 5~10mg，一日 3~4 次；每 3 日增加 10~20mg，可增至每日 200mg，分 3~4 次服	用量个体化，小剂量开始，逐级增加剂量；撤药须逐渐递减剂量至少经过 3 日，一般 2 周
美托洛尔	口服：一次 25~100mg，一日 2 次	使用剂量应个体化，从较小剂量开始，逐级增加剂量
硝苯地平	口服：初始剂量为一次 10mg，一日 3 次；最大剂量为一次 40mg，日服最大剂量不超过 120mg	从小剂量开始用药；孕妇、哺乳期妇女禁用

【常见药物不良反应及处理】

1. 硝酸甘油 常见不良反应多为血管扩张所引起，如颜面潮红、搏动性头痛等。过量使用可致体位性低血压，继而反射性引起心率加快，收缩力增强，使心肌耗氧量增加。需注意用药剂量。用量过大或频繁用药时可发生高铁血红蛋白血症（表现为呕

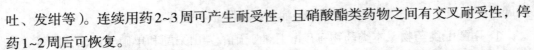

吐、发绀等）。连续用药2~3周可产生耐受性，且硝酸酯类药物之间有交叉耐受性，停药1~2周后可恢复。

2. 硝酸异山梨酯　用药初期可能会出现血管扩张性头痛，还可能出现面部潮红、眩晕、直立性低血压和反射性心动过速等症状。

【常见药物相互作用及建议】

1. 硝酸甘油－普萘洛尔　合用治疗心绞痛能取长补短，可增强疗效，还可相互抵消各自产生的不良反应。普萘洛尔所致冠脉收缩和心室容积增大的倾向可被硝酸甘油消除，而硝酸甘油所致的心率增快，也可被普萘洛尔所对抗。但合用时应注意两药均有降压作用，需要调整用药剂量，以防血压过低。

2. 硝酸甘油－阿托品　阿托品阻断 M 受体，减少唾液分泌，使舌下含化的硝酸甘油崩解减慢，从而影响其吸收。因此，在阿托品存在的情况下，舌下含化硝酸甘油作用减弱。

第五章 内分泌系统疾病合理用药指导

第一节 糖尿病

一、疾病概述

糖尿病是由多种原因引起的以慢性高血糖为特征的代谢性疾病。高血糖是因为胰岛素分泌缺陷或其生物作用受损所导致。长期处于高血糖状态，便会引发身体各项机能组织，特别是肾、心脏、血管、眼、神经的慢性进行性病变以及功能缺陷，甚至衰竭。病情严重或应激时可发生急性代谢紊乱而引起并发症如高渗性非酮症昏迷、酮症酸中毒。

糖尿病常见2种类型，即1型糖尿病和2型糖尿病。

1型糖尿病：是一种自身免疫性疾病。现普遍认为，1型糖尿病是由于遗传和其他因素的结合促使免疫系统损伤胰腺中产生胰岛素的胰岛 β 细胞，使胰岛素分泌绝对不足所致。多见于青少年，占糖尿病患者10%以下。1型糖尿病需要终生使用胰岛素治疗。

2型糖尿病：患者体内产生胰岛素的能力并非完全丧失，有的患者体内胰岛素甚至分泌过多，但胰岛素作用效果较差，因此患者体内的胰岛素则是一种相对缺乏，可通过口服某些药物刺激人体内胰岛素的分泌。但到后期仍有一些病人需要使用胰岛素治疗。2型糖尿病，多数在35~40岁之后发病，占糖尿病患者90%以上。

糖尿病的治疗，除少数胰岛素依赖型患者必须长期注射胰岛素外，大多数只需在控制饮食的基础上口服降糖药。

【病因】

1.遗传因素 糖尿病具有家族遗传性，但这种遗传性尚需外界因素的作用。

2.肥胖 进食过多以及长期高热量饮食，体力活动减少导致的肥胖都是引发2型糖尿病的重要原因。

3.病毒感染 如风疹病毒、柯萨奇病毒、腮腺炎病毒、巨细胞病毒等感染易导致糖尿病。

【临床表现】

（一）代谢紊乱症候群

1."三多一少"症状　因高血糖后的渗透性利尿作用引起患者多尿，继而口渴多饮水；又因外周组织对葡萄糖利用障碍，蛋白质、脂肪的分解代谢增加，体重减轻，出现乏力、消瘦等症状。因葡萄糖的利用减少及丢失过多，病人常易饥饿、多食，使病人出现典型的"三多一少"症状，即多尿、多饮、多食和体重减轻。

2.皮肤瘙痒　高血糖及末梢神经病变易导致皮肤干燥和感觉异常，病人皮肤瘙痒，女病人因尿糖刺激局部皮肤，可出现外阴瘙痒。

3.其他症状　四肢酸痛、麻木、腰痛、性欲减退、月经失调、阳痿不育、视力模糊、便秘等。

（二）糖尿病并发症

1.急性并发症　主要有糖尿病酮症酸中毒和高渗性非酮症糖尿病昏迷。此外糖尿病患者还容易发生各种感染性疾病，如疖、痈、真菌性外耳道炎、癣、带状疱疹等。

2.慢性并发症　微血管病变，常见视网膜病变和糖尿病肾病；大血管病变，主要表现为动脉粥样硬化，常引起心、脑栓塞；神经病变则以周围神经病变最为常见，可表现为对称性肢端感觉异常，痛觉过敏，糖尿病足等；代谢性组织病变，常见代谢性白内障等。

二、治疗

【治疗原则】

糖尿病治疗强调长期、早期、综合治疗及治疗个体化的原则。国际糖尿病联盟提出糖尿病综合管理五个要点：糖尿病的健康教育、饮食治疗、运动治疗、血糖监测和有效的药物治疗，又称为"五驾马车"。

1.糖尿病的健康教育　增加患者关于糖尿病的知识，了解并掌握糖尿病的自我管理方法。糖尿病的教育需要患者及家属的紧密配合，这有助于减少和延缓糖尿病慢性并发症的发生和发展。

2.饮食治疗　糖尿病饮食治疗的原则主要是控制总热量，主食、副食、食用油都要控制，要合理配餐，要有适量的脂肪、蛋白质和碳水化合物，做到高纤维饮食和清淡饮食。

3.运动治疗　进行有规律的运动可增强胰岛素敏感性，有助于控制血糖，减少心脑血管疾病的发生，减轻体重等。

4.血糖监测 通过血糖监测，便于了解糖尿病患者动态血糖的变化规律，有利于糖尿病的治疗和管理。血糖监测包括三餐前、三餐后2小时、睡前、凌晨3点血糖。此外，还要定期（一般3个月左右）监测糖化血红蛋白、肝肾功能、尿常规、心电图和眼底变化等。

5.药物疗法 包括口服降糖药、胰岛素及胰岛素类似物等，在运动疗法和饮食疗法不能控制血糖时应及时使用药物治疗。

【治疗药物的合理选用】

1.口服降糖药 主要包括促胰岛素分泌剂（磺脲类和非磺脲类药物）、胰岛素增敏剂（双胍类和噻唑烷二酮类药物）和α-葡萄糖苷酶抑制剂三类。磺脲类药物包括甲苯磺丁脲、格列齐特、格列本脲、格列喹酮和格列美脲等，非磺脲类药物包括瑞格列奈、那格列奈等，磺脲类和非磺脲类药物主要作用是刺激胰岛β细胞分泌胰岛素。双胍类药物包括二甲双胍、苯乙双胍等，主要药理作用是通过抑制肝脏葡萄糖输出，改善外周组织对胰岛素的敏感性，增加对葡萄糖的摄取和利用而降低血糖，目前广泛应用的是二甲双胍。噻唑烷二酮类药物主要包括罗格列酮、吡格列酮等，主要作用是增强靶组织对胰岛素的敏感性，减弱胰岛素抵抗。α-葡萄糖苷酶抑制剂包括阿卡波糖、伏格列波糖等，可以抑制小肠黏膜刷状缘的α-葡萄糖苷酶活性，从而延缓葡萄糖、果糖的吸收，降低餐后血糖。临床常用口服降糖药用法用量及注意事项见表5-1。

表5-1 临床常用口服降糖药

药物	用法用量	注意事项
甲苯磺丁脲	口服：常用量成人一次0.5g，一日1~2g。餐前半小时服	易引起婴儿低血糖；治疗期间戒酒
格列本脲（优降糖）	口服：成人一次2.5mg，每日1~2次，餐前半小时服	肝肾功能不全者禁用
格列齐特（达美康）	口服：成人一次40mg，每日3次，三餐前服，7日后每日剂量80~240mg，最大剂量每日不超过320mg	
格列喹酮（糖适平）	口服：成人一次15~180mg，每日1次，餐前半小时服用，每日最大剂量一般不超过180mg	
格列美脲（亚莫利）	口服：成人每日1mg，如有必要，每隔1~2个星期，逐步增加剂量至每日2mg、3mg、4mg、6mg	须以足量的液体吞服，不得咀嚼
瑞格列奈（诺和龙）	口服：成人一次0.5mg，单次最大4mg，餐前15分钟服用，每日最大剂量16mg	8岁以下儿童禁用
那格列奈（唐力）	口服：成人一次90mg，每日3次，餐前10分钟内服用，每天最大剂量360mg	
二甲双胍	口服：成人一次250mg，每日2~3次，最多每日不超过2000mg，餐中或餐后即刻服用	酮症酸中毒、肝肾功能不全者禁用

续表

药物	用法用量	注意事项
苯乙双胍	口服：成人一次 25mg，每日 75~100mg，分次服。	糖尿病并发酮症酸中毒和急性感染时禁用
罗格列酮（文迪雅）	口服：成人每日 4mg，单次或分 2 次服，空腹或进餐服用	心衰者禁用
吡格列酮	口服：成人每日 15~30mg，每日 1 次，饭前或饭后服用，每天最大剂量为 45mg	不适用于 1 型糖尿病或糖尿病酮症酸中毒
阿卡波糖（拜唐苹）	口服：成人起始剂量为每次 50mg，每日 3 次，用餐前即刻吞服或与第一口食物一起咀嚼服用	如出现低血糖，应用葡萄糖制剂抢救
伏格列波糖	口服：成人一次 0.2mg，老年人一次 0.1mg，每日 3 次，服药后即刻进餐	严重酮体症、糖尿病昏迷者禁用

2.胰岛素制剂 其适应证有：①1 型糖尿病；②糖尿病伴急、慢性并发症或处于应急状态，如急性感染、手术前后、创伤、妊娠合并糖尿病和消耗性疾病；③2 型糖尿病病人经运动、饮食、口服降糖药物治疗血糖控制不满意者。临床常用胰岛素制剂、注射途径及注意事项见表5-2。

表5-2 临床常用胰岛素制剂

药物	注射途径	注意事项
赖脯胰岛素（优泌乐）	皮下注射	低血糖发作时禁用
门冬胰岛素（诺和锐）	皮下注射	18 岁以下禁用，据医嘱用法，大剂量使用时必须 15 分钟内进食
重组人胰岛素注射液（优泌林 R）	皮下注射	低血糖发作时禁用
生物合成人胰岛素注射液（诺和灵 R）	皮下注射	注射后 30 分钟内必须进食正餐或加餐
精蛋白生物合成人胰岛素注射液（诺和灵 N）	皮下注射	本品绝不能用于静脉注射
低精蛋白胰岛素（优泌林 N）	皮下注射	用前必须摇匀，即刻注射，注射用器消毒时不要用碱性物质
甘精胰岛素注射液（来得时）	皮下注射	不可用于糖尿病酮症酸中毒的治疗
精蛋白生物合成人胰岛素注射液（预混 30R)（诺和灵 30R）	皮下注射	注射后 30 分钟内必须进食含有碳水化合物的正餐或加餐
30/70 混合重组人胰岛素注射液（甘舒霖 30R）	皮下注射	两周内同一部位不能注射两次，每次注射部位应与上次注射部位间隔 1cm 左右
精蛋白锌重组人胰岛素混合注射液（混合优泌林 70/30）	皮下注射	不可以采用静脉注射方式给药
精蛋白锌重组赖脯胰岛素混和注射液（优泌乐 25)	皮下注射	在任何情况下，本品都不能采取静脉输注方式给药
门冬胰岛素 30 注射液（诺和锐 30）	皮下注射	须紧临餐前注射。必要时，可在餐后立即给药

【常见药物不良反应及处理】

1. **胰岛素制剂** 主要不良反应有低血糖反应，注射部位皮下硬结、脂肪萎缩，过敏反应，体重增加及耐受性等。常备50%葡萄糖溶液20~40ml抢救严重的低血糖患者。

2. **磺酰脲类** 常见不良反应为持久性低血糖反应、胃肠道反应、心血管并发症、皮肤过敏反应、体重增加、黄疸及肝损害、白细胞减少及粒细胞缺乏等。

3. **瑞格列奈** 不良反应有低血糖反应、过敏反应、头痛、体重增加及腹泻等。

4. **二甲双胍** 主要不良反应有低血糖反应、胃肠道反应、过敏反应；乳酸酸中毒较少见。

5. **罗格列酮** 不良反应有贫血、水肿、体重增加及血容量增加等。

6. **阿卡波糖** 不良反应有胃肠胀气和肠鸣音，偶有腹胀和腹泻，极少见腹痛。

【常见药物相互作用及建议】

1. **格列本脲–普萘洛尔** 两者合用可增加低血糖的危险，建议两药合用应监测血糖。

2. **二甲双胍–胰岛素** 合用可使降糖作用增强，应调整药物剂量。

3. **甲苯磺丁脲–香豆素类抗凝剂** 糖尿病患者患血栓性静脉炎时，若将两者合用，甲苯磺丁脲可置换后者，使其血药浓度升高，引起出血；而香豆素类抗凝剂抑制甲苯磺丁脲的代谢与排泄，易发生低血糖。

4. **甲苯磺丁脲–普萘洛尔** 两者合用，后者能抑制甲苯磺丁脲促进胰岛素释放的作用，使降糖作用下降。

5. **苯乙双胍–庆大霉素** 两者合用，可产生大量乳酸，造成酸中毒，危及生命。

6. **阿卡波糖–胰岛素制剂** 两者合用可导致低血糖，如需合用应调整用药剂量。

7. 格列美脲、格列喹酮与氯丙嗪、糖皮质激素类药、口服避孕药、甲状腺激素、烟酸等合用可降低前者的降血糖作用。

第二节 甲状腺功能亢进

一、疾病概述

甲亢是甲状腺功能亢进的简称，是由多种原因引起的甲状腺腺体本身产生甲状腺激素过多所致的一种常见内分泌疾病。

【病因】

引起甲亢的病因很多，最常见的是弥漫性毒性甲状腺肿（即Graves病）。一般认为，Graves病与以下因素相关。

1.遗传因素 本病有明显的遗传倾向。

2.自身免疫 Graves病患者血清中存在针对甲状腺细胞TSH受体的特异性自身抗体即TSH受体抗体，此抗体与TSH受体结合后会导致甲状腺细胞增生及甲状腺激素合成、分泌增加。

3.环境因素 如精神刺激、应激、细菌感染等因素参与了Graves病的发生和发展。

【临床表现】

1.高代谢综合征 甲状腺激素分泌增多导致新陈代谢加速和交感神经兴奋性增高，病人常有疲乏无力、怕热多汗、多食善饥、皮肤潮湿、体重显著下降等症状。多数患者还常伴有突眼、视力减退等症状。

2.精神神经系统 紧张焦虑、焦躁易怒、神经过敏、多言好动、失眠不安、记忆力减退及注意力不集中，手、眼睑震颤、腱反射亢进等。

3.心血管系统 心悸气短、心动过速，收缩压增高，舒张压降低，脉压增大，可出现周围血管征。合并甲状腺毒症心脏病时，出现心脏增大、过速型心律失常，甚至心力衰竭。过速型心律失常以心房颤动等房性心律失常多见。

4.消化系统 食欲亢进、稀便、排便次数增加。重者可有肝肿大、肝功能异常，偶有黄疸。

5.突眼 本病的特异性表现之一，分为单纯性突眼和浸润性突眼两类。

6.其他临床表现 还可见甲状腺肿、女性患者出现月经紊乱等，严重时可见甲状腺危象。

二、治疗

【治疗原则】

1.长期用药原则 甲亢一经确诊一般要进行至少1~2年的治疗，如果维持时间不够容易引起复发。个别情况如更年期、老年人甲亢要维持给药更长时间。

2.规则用药原则 甲亢治疗分为初治期、减量期及维持期，每一期都有明确进入下一步的指标，不能随意更改药物剂量，不然容易导致病情不稳定。

3.安全用药原则 抗甲状腺药物最严重的不良反应是粒细胞缺乏症，在使用药物前后一定要检查中性粒细胞数目并进行连续监测。

【治疗药物的合理选用】

1.硫脲类药物 主要有咪唑类和硫氧嘧啶类，代表药物分别为甲巯咪唑和丙硫氧嘧啶。硫脲类药物抑制甲状腺激素的合成，适用于轻症或不适合手术和放射性碘治疗的轻、中度甲亢患者，也可以作为放射性碘治疗的辅助治疗。一般用药后2~3周症状开始减轻，1~3个月基础代谢率恢复正常，疗程为1~2年。治疗中需要根据甲状腺功能情况增减药物剂量，治疗的缺点是停药后复发率高。临床常用硫脲类药用法用量及注意事项见表5-3

表5-3　临床常用硫脲类药

药物	用法用量	注意事项
甲巯咪唑 （他巴唑）	开始剂量一日20~60mg，分3次服；维持量一日5~10mg，分3次服	孕妇、哺乳期妇女及甲状腺肿瘤患者禁用；用药中监测心率、血压，定期查血常规、肝功能及 T_3、T_4、TSH 水平
卡比马唑 （甲亢平）	开始剂量一次5~10mg，一日15~30mg；维持量一日5~10mg	同上
丙硫氧嘧啶	开始剂量一日200~600mg，分3~4次服；维持量一日50~100mg，分1~2次服	同上

2.复方碘溶液　仅用于甲亢患者甲状腺术前准备和甲状腺危象治疗，其作用是减少甲状腺充血，抑制甲状腺激素合成和释放，但属于暂时性抑制。一般给药后2~3周内症状逐渐减轻。

3.放射性碘　属于破坏性治疗，甲亢不容易复发。放射性碘适用于不宜手术或手术后复发及对硫脲类药物过敏或无效的甲亢患者。医生根据患者甲状腺对放射碘的摄取率计算每个患者需要的放射剂量。放射性碘对孕妇及哺乳期妇女是绝对禁忌。放射性碘治疗不适合有甲状腺眼病的甲亢患者，因为治疗后眼病可能会加剧。

4.β受体阻断药　如普萘洛尔、阿替洛尔、美托洛尔等，是甲亢及甲状腺危象的辅助用药，可使甲亢患者心率减慢、血压降低、焦虑症状减轻等。

【常见药物不良反应及处理】

1.硫脲类药物　不良反应包括粒细胞减少、药物过敏、肝功能受损、关节疼痛和血管炎等。粒细胞减少是最严重的不良反应，需要告诫患者一旦出现发热、咽痛等感染症状，需要立即检查粒细胞以便明确是否出现粒细胞减少症，一旦出现，立即停药去医院就诊。常见过敏反应，表现为皮疹、瘙痒、荨麻疹等，可给予抗过敏药控制，如出现皮肤瘙痒、团块状等严重皮疹立即停药，以免发生剥脱性皮炎。

2.复方碘溶液　不良反应包括过敏反应、慢性碘中毒和诱发甲状腺功能紊乱等。出现呼吸道刺激症状、黏膜水肿、皮疹、药物热、喉头水肿或窒息等过敏反应，立即停药，给予抗过敏药治疗。对碘过敏者禁用。

3.放射性碘　剂量过大可导致甲状腺功能低下，一旦出现，用甲状腺激素对抗。20岁以下、孕妇或哺乳期妇女禁用。

【常见药物相互作用及建议】

1.**硫脲类药物–可抑制甲状腺功能的药物**　磺胺类药、对氨基水杨酸钠、对氨基苯甲酸、巴比妥类、保泰松、酚妥拉明、维生素B_{12}、磺酰脲类等药物都有抑制甲状腺功能的作用，故与硫脲类合用可增强抗甲状腺作用，合用时应调整药物剂量。

2.**硫脲类药物–高碘食物或药物**　高碘食物或药物的摄入可使甲亢病情加重，使硫脲类药物用药量增加或用药时间延长，故服用硫脲类药物前应避免使用碘剂。

3.**硫脲类药物–华法林**　两者合用可导致华法林抗凝作用增强，用药期间对患者进行凝血相关项目检查，以避免药物合用导致出血。

第六章　中枢神经系统疾病合理用药指导

第一节　失眠

一、疾病概述

失眠是以入睡和（或）睡眠维持困难所致的睡眠质量或数量达不到正常生理需求而影响日间社会功能的一种主观体验，是最常见的睡眠障碍性疾患。

【病因】

近年来的实验与临床研究表明，引起失眠的病因有多种，常见的有心理因素，如紧张、焦虑、抑郁、精神压力大；环境因素，如睡眠环境拥挤、嘈杂、阴冷；日常生活因素，如睡前摄入咖啡、茶叶，睡前做劳心劳力的活动；睡眠节律因素，如睡眠时间不规律，生物钟紊乱；药物因素，如使用有中枢兴奋作用的药物；疾病因素，如各类精神疾病大多伴有睡眠障碍。

【临床表现】

表现为四种类型：①入睡困难。②睡眠维持障碍，易醒。③早醒（醒后无法再次入睡）。④睡眠质量差，次日晨醒后困倦，无精力恢复感。多数患者因过度关注自身睡眠问题产生焦虑，出现紧张、不安、情绪低落，而焦虑又可加重失眠，导致症状的恶性循环。

二、治疗

【治疗原则】

1. 治疗总体目标为尽可能明确病因，改善睡眠质量和（或）增加有效睡眠时间；恢复社会功能，提高患者的生活质量。药物治疗并不是首选治疗方法，因本类药物属于国家管制精神药品，使用不当容易产生依赖性，给患者带来负面效应。非药物治疗方法有建立良好睡眠习惯、放松治疗、认知与行为治疗（改变患者对于睡眠问题的非

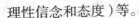

理性信念和态度）等。

2.失眠继发于或伴发于其他疾病时，应同时治疗原发或伴发疾病。

3.药物治疗开始后应监测并评估患者的治疗反应。

【治疗药物的合理选用】

1.目前推荐的治疗原发性失眠首选非苯二氮䓬类药物，如唑吡坦；首选药物无效或无法依从，更换为另一种短效或中效的苯二氮䓬类药物、褪黑素受体激动剂或者其他类别药物。

2.苯二氮䓬类药物抗焦虑和镇静催眠作用好，选择性高，产生近似生理性睡眠，安全范围较大，是目前应用最广的治疗失眠药物之一。长期应用苯二氮䓬类药物的慢性失眠患者至少每4周进行1次临床评估。苯二氮䓬类药物可按半衰期分为长效、中效、短效三类。

3.对于伴随焦虑和抑郁症状的失眠患者，可选用具有镇静催眠作用的抗抑郁药物（如多塞平、曲唑酮、米氮平或帕罗西汀等）。

4.巴比妥类药物的安全性远不及苯二氮䓬类，且较易发生依赖性，但其比苯二氮䓬类更早用于临床，目前已很少用于镇静和催眠。

5.褪黑素参与调节睡眠—觉醒周期，可以改善时差症状、昼夜节律失调性睡眠障碍。因不良反应小，可在老年人群中使用，也用于倒时差。但使用普通褪黑素治疗失眠尚无一致性结论，故不推荐将普通褪黑素作为催眠药物使用。临床常用镇静催眠药分类、用法用量及注意事项见表6-1。

表6-1　临床常用镇静催眠药

分类		药物	用法及用量	注意事项
苯二氮䓬类	长效	地西泮	5~10mg，睡前服	具有药物依赖性，慎用
		氯硝西泮	2~4mg，睡前服	
		劳拉西泮	1~4mg，睡前服	
	中效	艾司唑仑	1~2mg，睡前服	
		阿普唑仑	0.4~0.8mg，睡前服	
	短效	三唑仑	0.25~0.5mg，睡前服	
		咪达唑仑	7.5~15.0mg，睡前服	
褪黑素受体激动剂		雷美尔通	4~32mg，睡前服	没有药物依赖性，已获准长期治疗失眠
		阿戈美拉汀	25~50mg，睡前服	
其他类		佐匹克隆	7.5mg，睡前服	具有药物依赖性，慎用
		唑吡坦	10mg，睡前服	
		扎来普隆	5~10mg，睡前服	

【常见药物不良反应及处理】

1.除褪黑素受体激动剂外，其他药物长期服用都会产生药物依赖性，原则上应使用最低有效剂量、间断给药（每周2~4次）、短期给药（常规用药不超过3~4周）、减药缓慢和逐渐停药（每天减掉原药的25%）。

2.苯二氮䓬类药物连续使用容易出现头昏、嗜睡、乏力等反应，长效类尤易发生。大剂量偶致共济失调。驾驶车辆与机械操作人员禁用。苯二氮䓬类药物使用过量可致急性中毒，表现为昏迷、呼吸循环抑制。可用特效解毒药氟马西尼和其他抢救药解救。

3.催眠剂量的巴比妥类药物即会产生明显的效应后移，表现为次晨出现眩晕、困倦、思睡、疲乏、精神不振等宿醉现象。中等剂量即可轻度抑制呼吸中枢，使用过量易致急性中毒，表现为昏迷、呼吸明显抑制、体温和血压下降、反射消失，最后因呼吸、循环衰竭而死亡，须立即抢救。

4.唑吡坦的不良反应包括胃肠道反应和神经系统反应，表现为腹泻、恶心、消化不良、嗜睡、头晕等。

【常见药物相互作用及建议】

1.**镇静催眠药-中枢神经系统抑制药物** 合用产生协同作用，中枢神经系统抑制药物可显著增加苯二氮䓬类和巴比妥类药物的毒性。建议不要合用，如必须合用，应减少药物剂量。

2.**苯二氮䓬类药物-抗高血压药** 两者合用会增强抗高血压药的降压作用。合用时应注意监测患者血压，必要时减少降压药物的剂量，以防发生低血压。

3.**苯二氮䓬类药物-卡马西平** 卡马西平为肝药酶诱导剂，可以加速苯二氮䓬类药物的代谢，从而降低其血药浓度，导致催眠作用减弱。

4.**苯二氮䓬类药物-地高辛** 苯二氮䓬类药物可减慢地高辛的代谢，增加其血药浓度，长期合用会引起地高辛中毒。两者不宜同时服用，如必须合用，需严格检测地高辛血药浓度，必要时调整药物剂量。

5.**佐匹克隆-乙醇/红霉素** 两者合用会加重患者精神运动损害。

第二节 抑郁症

一、疾病概述

抑郁症又称抑郁障碍，以显著而持久的心境低落为主要特征，是心境障碍的主要类型。临床可见心境低落与其处境不相称，情绪消沉可以从闷闷不乐到悲痛欲绝，自卑，甚至悲观厌世，可有自杀企图或行为。部分患者有明显的焦虑和运动性激越，严重者可出现幻觉、妄想等精神病症状。每次发作持续至少2周以上，多数病例有反复发作的倾向。抑郁症是世界第四大疾病，预计到2020年将成为第二大疾病。目前我国对抑郁症的防治还不完善，而抑郁症的发病（和自杀事件）已出现低龄（大学，乃至中小学生群体）化趋势，因此对抑郁症的科普、防范、治疗工作应加以重视，抑郁症防治已被列入全国精神卫生工作重点。

【病因】

目前抑郁症的病因、病理生理学机制等尚不明确，但长期研究表明，其生理学基础可能是脑内缺乏单胺类神经递质5-羟色胺（5-HT）和去甲肾上腺素（NA），并与以下这些因素有关：

1.遗传因素 抑郁症往往在家族中集中出现。若父母中有一人患抑郁症，孩子患该病的几率增加。

2.社会与环境因素 不良生活事件如离婚、重病或屡遭不幸等可导致抑郁症。持续处于暴力、忽视、虐待或贫穷之中，人们更容易患抑郁症。

3.躯体疾病 许多躯体疾病如脑卒中、心脏病发作、癌症、慢性疼痛、糖尿病、激素紊乱等，可能导致抑郁症。

4.人格因素 悲观、不自信、有不良的思维模式、过分烦恼或者感觉几乎无法控制生活事件的人容易发生抑郁症。

5.其他因素 一些药物有可能造成抑郁症，如有些高血压患者服用降压药后，导致情绪持续忧郁、消沉。另外，经常过多饮酒也可以导致抑郁症。

【临床表现】

抑郁症的典型症状包括情绪低落、思维迟缓、意志要求减退，即"三低"症状。其中，情绪低落是其核心症状，可呈晨重晚轻的变化。

1.情绪低落 从轻度的心情不佳、心烦意乱、忧伤、苦恼到悲观绝望，有的病人表现为焦虑、紧张、易激惹等。

2.兴趣减退 患者对日常活动丧失兴趣，对能享受乐趣的活动无愉快感，甚至对于自己的兴趣爱好也无动于衷。

3.精力减退或丧失 病人的精力明显减退，常常无原因地感到疲劳。刚开始可能表现为精力不足，疲乏无力，被动地参加一些日常活动，随着病情加重，病人做任何事情都感到吃力、丧失主动性和积极性，严重时无法继续参加工作，甚至闭门不出。

4.精神运动迟缓或激越 思维迟缓，联想困难，反应迟钝，记忆力、注意力减退。活动及言语减少，声音低，走路行动缓慢，卧床或独居一处。严重时不语、不食、不动，可达木僵状态。激越病人与之相反，脑中反复思考一些没目的的事情，思考内容无条理，大脑持续处于紧张状态，在行为上表现为烦躁不安，紧张激越，有时不能控制自己的动作，但又不知自己为何烦躁。

5.食欲、体重及睡眠症状 多数患者食欲下降，导致体重减轻，也有少数病人食欲增加。早醒是抑郁症患者典型的症状，也可表现为入睡困难，睡眠浅、易惊醒导致白天精力下降，活动减少，整日昏昏欲睡，但又无法入睡，非常痛苦。

6.自责自罪 自杀是抑郁症病人最严重而危险的症状，也是抑郁症病人的主要死亡原因，因抑郁症自杀的不乏名人。在所有自杀原因中因抑郁症自杀者占80%左右，自杀观念可出现在疾病早期及发展期，因此应提高警惕。扩大性自杀也是抑郁症常见的自杀方式，为了让自己的亲人免除这种"痛苦"，患者会将自己的亲人杀死，然后自杀。

7.其他症状 抑郁症还可具有其他多种症状，包括各种躯体不适，常见的主诉有头痛、颈痛、腰背痛、肌肉痉挛、胸闷、心跳加速、尿频、出汗、恶心、呕吐、咽喉肿、口干、便秘、胃烧灼感、消化不良、肠胃胀气、视力模糊以及排尿疼痛等。

二、治疗

【治疗原则】

1.诊断确切，全面考虑患者症状特点、年龄、躯体状况、药物的耐受性、有无合并症等，坚持个体化用药。

2.抗抑郁症药用量应从小剂量开始，逐步递增，尽可能采用最小有效剂量，使不良反应减至最少，从而提高服药依从性。

3.尽可能单一用药，足量、足疗程治疗。如果用药6~8周，药物疗效不佳时应考虑更换药物，尽可能选用一种药物治疗，当换药治疗无效时，可考虑两种作用机制不同的抗抑郁症药物联合使用。一般不主张联用两种以上抗抑郁症药。

4.对有心理问题的抑郁症患者，在药物治疗的同时应配合心理治疗。

5.近年出现了一种新的物理治疗手段，重复经颅磁刺激治疗，主要适用于轻、中度抑郁症患者。

【治疗药物的合理选用】

药物治疗是中度以上抑郁症发作的主要治疗措施。抗抑郁药是当前治疗抑郁症的主要药物，有效率达60%~80%。目前临床抗抑郁药主要包括选择性5-HT再摄取抑制剂（氟西汀、帕罗西汀、舍曲林、西酞普兰）、5-HT和NA再摄取抑制剂（文拉法辛）、α受体阻断药（米氮平）、三环类抗抑郁药（多塞平、阿米替林）、四环类抗抑郁药（马普替林）和单胺氧化酶抑制剂（吗氯贝胺）。临床常用抗抑郁症药用法用量及注意事项

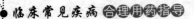

见表6-2。

表6-2　临床常用抗抑郁症药

药物	用法用量	注意事项
氟西汀	口服：一日 20~60mg，起始剂量为一日 20mg；老年患者日剂量一般不宜超过 40mg，最高推荐日剂量 60mg；可单次或分次给药，可与食物同服，亦可餐间服用	有癫痫病史、双向情感障碍病史、急性心脏病、有自杀倾向、有出血倾向者慎用。儿童、孕妇及哺乳期妇女慎用。服药期间不宜驾驶车辆或操作机器
帕罗西汀	口服：正常剂量为一日 20mg，2~3 周后根据患者反应，可每周将日剂量增加 10mg，最大日剂量为 50mg	同上
舍曲林	口服：6~12 岁儿童，起始剂量为一次 25mg，一日 1 次；13 岁以上及成人，起始剂量为一次 50mg，一日 1 次；剂量调整的时间间隔至少为 1 周；有效剂量范围为一日 25~200mg，最大日剂量为 200mg	用药前应筛查双相情感障碍、躁狂、躁狂病史或家族史；停用本药时应逐渐减量；用药期间不宜饮酒
西酞普兰	口服：一次 20mg，一日 1 次，可酌情增至一日 40mg，65 岁以上的老年患者，应将剂量减少一半，即一日 10~20mg，最大剂量为一日 20mg	患者出现症状缓解前仍可能存在自杀倾向；躁狂期患者应停药；用本药前应纠正电解质紊乱
文拉法辛	口服：起始剂量为一日 75mg，分 2~3 次服用；可逐渐增量至一日 150mg，最大剂量为一日 225mg，分 3 次服用；增量间隔时间至少为 4 日。某些重症患者可增量至一日 375mg，分 3 次服用	用药前应筛查是否有发生双相障碍的风险；停药应监测停药症状，缓慢减量，不可骤停；若使用超过 6 周，减量时间至少 2 周
米氮平	口服：起始剂量为一次 15mg 或 30mg，一日 1 次，宜于临睡前服用，可逐渐增加剂量，若增加剂量后 2~4 周仍无效，应停用本药，有效剂量通常为一日 15~45mg；应连续用药治疗至少 6 个月	本药片剂应随水吞服，不得咀嚼
多塞平	口服：初始剂量为一次 25mg，一日 2~3 次；逐渐增至 100~250mg。最大剂量为一日 300mg	餐后服用；用药期间不宜驾驶、操作机械或高空作业
阿米替林	口服：初始剂量为一次 25mg，一日 2~3 次；可酌情增至一日 150~250mg，分 3 次服用；最大剂量为一日 300mg；维持剂量为一日 50~150mg	6 岁以下儿童禁用本药；严重心、肝、肾病者慎用
马普替林	口服：初始剂量为一次 25 mg，一日 2~3 次，根据病情需要隔日增加 25~50 mg。有效治疗量一般为一日 75~200 mg，最高量不超过一日 225 mg。维持剂量一日 50~150 mg，分 1~2 次口服。	维持量可在晚上睡前顿服，但老年人伴心脑血管疾病患者仍以分次服用为宜；严重心、肝、肾病、癫痫患者禁用
吗氯贝胺	口服：剂量通常为一日 300~450mg，分 2~3 次服用。老年用量酌减。	忌同服含高酪酸食物（如奶酪、酵母提取物、发酵的大豆类制品）

【常见药物不良反应及处理】

1. 5-HT再摄取抑制药（氟西汀、帕罗西汀、舍曲林、西酞普兰）常见的不良反应有胃肠道症状、激动不安、排汗等。本类药物的半衰期短，突然停药可引起停药反应，甚至在停药6~8周后仍可发生，故应在用药2周内逐渐减量。

2.文拉法辛是新型抗抑郁药，与5-HT再摄取抑制药有相似的效应和不良反应。最常见的不良反应包括恶心、厌食、精神紧张、血压升高等。血压升高时应减量或停药。

3.米氮平可引起过度镇静及体重增加。可加重酒精对中枢的抑制作用，在治疗期间应禁止饮酒。

4.三环类药物（多塞平、阿米替林）选择性低，导致多而严重的不良反应（中枢神经系统反应、外周阿托品样反应、心血管系统反应、过敏反应及肝功能损害等），在长期治疗中需要监测心脏和肝脏功能、尿与电解质、全血细胞计数等。三环类可以引发一种细小而又快速的震颤，由于这种震颤与剂量有关，减小剂量可以缓解。

5.四环类药物（马普替林）作用机制与三环类相似，但抗胆碱作用和心血管作用弱，比三环类不良反应少。以口干、便秘、排尿困难、眩晕、视力模糊与心动过速等抗胆碱能症状为常见，程度较轻，多发生于服药的早期。通常继续用药或减少剂量后会消失。如有严重副作用，例如神经病学或精神病学症状，应停用。

6.三环类和四环类类抗抑郁药都可以引起癫痫发作，为了控制癫痫发作，可用地西泮10~20mg缓慢静脉注射。

7.吗氯贝胺的过敏反应仅产生轻微且可逆性的中枢神经系统症状及肠胃刺激反应，不需要特别的治疗，但当和其它中枢神经激动剂同服过量时，可能导致生命危险，应住院监视，并采取适宜的抢救措施。

8.抗抑郁药的用量应从小剂量开始，逐渐增到治疗量，且必须个体化用药。不要盲目增加剂量。如果用药6~8周，药物疗效不佳时应考虑更换药物；应尽可能选用一种药物治疗，避免合用二种同类药物；某些抗抑郁药有肝毒性和心脏毒性，故有心脏病或肝功能不良病人应慎重选药，近期有心肌梗死者暂不宜用抗抑郁药；老年人和肝病患者一般从常用量的一半开始用药。

9.短期研究发现，抗抑郁药用于患严重抑郁症或其他精神障碍的儿童、青少年和青年，可增加其自杀倾向及自杀行为的风险，故此类患者用药时需权衡利弊，并密切监控其临床恶化、自杀及异常行为的发生。

【常见药物相互作用及建议】

1.5-HT再摄取抑制药（氟西汀、帕罗西汀、舍曲林、西酞普兰）禁止与单胺氧化酶抑制药合用。在停用5-HT再摄取抑制药或单胺氧化酶抑制药14天内禁止使用另一种药物，否则可能引起5-HT综合征（临床表现为高热、肌肉强直、肌阵挛、精神症状，甚至出现生命体征的改变）。该类药蛋白结合率高，如与其他蛋白结合率高的药物联用，可能出现置换现象，使血浆中游离型药物浓度升高，药物作用增强，不良反应加重，特别是和治疗指数低的药物如华法林、洋地黄毒苷合用时需特别注意。氟西汀能增强吗啡的镇痛作用。

2.文拉法辛可能增强胰岛素的抵抗而使糖尿病恶化，应避免合用。

3.米氮平可加重苯二氮卓类药的镇静作用，还可加重乙醇对中枢的抑制作用，故治疗期间禁止饮酒。

4.多塞平不能与乙醇、抗惊厥药、雌激素类避孕药、单胺氧化酶抑制药、肾上腺受体激动药及甲状腺素制剂合用。

5.阿米替林与单胺氧化酶抑制药合用，使不良反应加重；与中枢神经系统抑制药合用，使合用药物的作用增强；与肾上腺受体激动药合用，可引起严重高血压、高热等。

6.吗氯贝胺与肝药酶抑制剂西咪替丁合用可使本品的代谢减慢，合用时应适当调整剂量。与高酪酸食物同服可能引起高血压。

第七章　五官科疾病合理用药指导

第一节　外耳道疖

一、疾病概述

外耳道疖是外耳道皮肤的局限性化脓性炎症，多发生在热带、亚热带地区或炎热潮湿的季节。

【病因】

外耳道疖多发生在外耳道软骨部皮肤，因此处皮肤含毛囊、皮脂腺和耵聍腺，细菌侵入这些皮肤附件后感染而形成脓肿。致病菌绝大多数是金黄色葡萄球菌。

【临床表现】

1.剧烈疼痛，因外耳道皮下软组织少，皮肤和软骨膜紧贴，炎性肿胀刺激神经末梢。如发生于外耳道前壁，可出现咀嚼或说话时疼痛加重。

2.疖破溃，有稠脓流出，可混有血液。脓液污染刺激附近皮肤，可发生多发脓肿。

3.淋巴结肿痛，疖部位不同可引起耳前或耳后淋巴结肿痛。

4.耳后沟消失，耳郭耸立，多见于疖发生在在外耳道后壁患者，皮肤肿胀水肿可蔓延到耳后。

5.严重者体温升高，全身不适。

二、治疗

【治疗原则】

采用滴耳、洁耳等局部治疗为主，控制感染，减轻或消除耳痛等不适。

【治疗药物的合理选用】

1.**消毒防腐剂**　未成熟的疖切勿切开，防止炎症扩散，可用鱼石脂甘油滴耳液滴耳。如疖已经破溃，用3%过氧化氢溶液将脓液清洗干净，保持引流通畅。

2.抗细菌药　常用0.3%氧氟沙星滴耳液、0.5%氯霉素滴耳液或4%硼酸乙醇滴耳液等。对于症状严重者可使用头孢菌素类、青霉素类、大环内酯类抗生素或氟喹诺酮类抗菌药进行全身抗感染治疗。

临床耳科常用药主要作用、适应证及用法用量见表7–1。

表7–1　临床耳科常用药

药名	主要作用	适应证	用法用量
鱼石脂甘油滴耳液	防腐、消肿	外耳道炎（疖）	滴耳，每次2滴，一日3次
3%过氧化氢溶液（双氧水）	清洁、消毒、除臭	外耳道清洁	洁耳，每日3~4次
0.3%氧氟沙星滴耳液（泰利必妥）	抗菌	急慢性化脓性中耳炎、外耳道炎、鼓膜炎	滴耳，成年人一次6~10滴，一日2~3次，滴耳后进行约10分钟耳浴，小儿滴数酌减。
0.5%氯霉素滴耳液	抗菌	慢性化脓性中耳炎、外耳道炎	滴耳，一次2~3滴，一日3次
4%硼酸乙醇滴耳液	消毒、收敛、止痒	慢性化脓性中耳炎、外耳道炎	滴耳，每日3~4次
复方新霉素滴耳液	抗菌、抗过敏	急慢性化脓性中耳炎	滴耳，一次1~2滴，一日2~3次
2%酚甘油滴耳液	止痛	早期急性中耳炎（穿孔前）、急性鼓膜炎	滴耳，每日3~4次
4%碳酸氢钠滴耳液	软化耵聍	耵聍栓塞	滴耳，每日3~4次

第二节　急性化脓性中耳炎

一、疾病概述

急性化脓性中耳炎是细菌感染所致中耳黏膜的急性化脓性炎症。病变主要位于鼓室，冬春季节多见，好发于儿童。

【病因】

常见致病菌为溶血性链球菌、流感嗜血杆菌、肺炎链球菌、绿脓杆菌等。感染途径如下：

（一）咽鼓管途径

1.急性上呼吸道感染期间，如急性鼻炎、急性鼻咽炎等，炎症向咽鼓管蔓延，引起咽鼓管咽口及管腔黏膜充血、水肿，黏液纤毛输送系统功能障碍，潜藏于腺体内或鼻咽其他部位的致病菌乘虚循此侵入鼓室。

2.急性上呼吸道传染病时（如猩红热、麻疹、白喉、百日咳、流感等），循咽鼓管途径可引起中耳的继发性细菌感染。原发病的致病微生物也可经此途径侵袭中耳，迅速破坏中耳及其周围组织，导致急性坏死性中耳炎。

3.在不清洁的水中游泳或跳水，病原体进入鼻腔或鼻咽部，再经咽鼓管途径感染。

4.在感冒、急性鼻咽炎期间，通过错误的方法擤鼻或咽鼓管吹张，均可将含病原菌的分泌物吹入中耳。

5.婴幼儿的咽鼓管较成人的宽而短，接近水平位。如哺乳方法不当（如平卧吮奶、乳汁流出过急等），乳汁可经咽鼓管流入鼓室。

（二）鼓膜途径

因外伤或中耳炎遗留的鼓膜穿孔，致病菌由外耳道直接侵入中耳。鼓膜穿刺或鼓膜切开时器械消毒不严，未遵循无菌操作原则，亦可导致中耳感染。

（三）血行感染

体内化脓性感染病灶细菌直接进入血流，沿着血液循环进行中耳腔。

【临床表现】

1.**症状** 患者畏寒、高热、乏力、食欲减退。儿童症状更严重，常伴呕吐、腹泻。初期常有耳闭塞感，继而出现剧烈耳痛，表现为搏动性跳痛或刺痛，可向同侧头部辐射，伴耳鸣和听力下降。治疗不及时，鼓膜穿孔流脓，早期为血性脓液。

2.**体征** 鼓膜充血、水肿，外耳道可见脓液，患侧乳突红肿压痛。

二、治疗

【治疗原则】

积极的抗感染和有效对症治疗。

【治疗药物的合理选用】

1.全身使用足量、有效的抗生素或抗菌药控制感染，常用头孢菌素类、青霉素类、大环内酯类抗生素或喹诺酮类抗菌药等。患者退热、耳流脓停止后，仍需继续用药5~7天。停药过早，治疗不彻底容易反复发作。

2.**局部用药** 鼓膜穿孔前可用2%酚甘油滴耳液滴耳消炎止痛，亦可用0.3%氧氟沙星滴耳液滴耳。鼓膜穿孔后先用3%过氧化氢清洗脓液，然后局部使用抗生素滴耳液，如0.3%氧氟沙星滴耳液。尽量避免使用具耳毒性的抗菌药。炎症消退后，可用复方新霉素滴耳液或4%硼酸乙醇滴耳液滴耳。禁止使用不溶于水的粉剂，以免与脓液结块，影响引流。

3.使用麻黄碱或鼻用糖皮质激素类药物（如丙酸倍氯米松鼻喷剂），减轻鼻咽黏膜充血水肿，有利于咽鼓管引流。

第三节　过敏性鼻炎

一、疾病概述

过敏性鼻炎又称变应性鼻炎（AR），是在抗原作用下经免疫学机制产生的鼻黏膜变态反应性炎症，有季节性和常年性两种临床类型，常伴支气管哮喘。本病以儿童、青壮年居多。

【病因】

1.**特异性体质**　本病有家族高发现象。

2.**接触致敏原**　致敏原是诱发本病的直接原因。花粉、螨、屋尘、真菌、动物皮屑、羽绒、牛乳、鱼虾、鸡蛋等一旦作用于特应性体质的人，便可引起鼻部变态反应。

【临床表现】

1.**症状**　典型表现是突发鼻痒，流大量水样鼻涕，连续性打喷嚏。发作时鼻塞伴嗅觉减退。可伴有咽、眼、耳痒等不适。

2.**体征**　鼻腔检查可见鼻黏膜水肿、苍白，鼻腔内有大量水样分泌物。

二、治疗

【治疗原则】

1.尽量避免接触过敏原，从而降低发作频率。

2.合理应用抗组胺药及糖皮质激素等药物进行对症治疗。

3.有条件者可行脱敏治疗。

【治疗药物的合理选用】

1.**肾上腺糖皮质激素类药物**　能在变态反应性炎症的不同阶段发挥抗炎的作用。临床多为局部给药，常用药物有丙酸倍氯米松鼻喷剂、布地奈德鼻喷剂、丙酸氟替卡松鼻喷剂等。鼻用肾上糖腺皮质激素有滴剂和喷剂两种，特点是对鼻黏膜局部作用强，且不易吸收至全身。但应注意地塞米松配制的滴鼻药，因易吸收，不可久用。少数伴有哮喘的重症花粉症患者需全身用药，疗程一般不超过两周。还可用强的松龙鼻旁迎香穴注射封闭治疗。临床鼻科常用肾上腺糖皮质激素类药主要作用、适应证及用法用量见表7-2。

表7-2　临床鼻科常用肾上腺糖皮质激素类药

药名	主要作用	适应证	用法用量
丙酸倍氯米松鼻喷剂（伯克钠）	抗炎、抗过敏	过敏性鼻炎、血管运动型鼻炎、鼻息肉病	喷鼻腔 每日2次
布地奈德鼻喷剂（雷诺考特）	抗炎、抗过敏	同上	喷鼻腔 每日2次
丙酸氟替卡松鼻喷剂（辅舒良）	抗炎、抗过敏	过敏性鼻炎	喷鼻腔 每日2次

2. 抗组胺药　能与炎性介质组胺竞争H_1受体，为H_1受体阻断药。口服抗组胺药治疗鼻痒、喷嚏和鼻分泌物增多效果好，常作为一线药物。第一代H_1受体阻断药（如氯苯那敏、苯海拉明等）可产生明显的中枢抑制作用，第二代H_1受体阻断药（如特非那定、阿司咪唑、氯雷他定等）无中枢抑制作用。鼻用抗组胺药（如盐酸氮卓斯汀鼻喷剂、盐酸左卡巴斯汀鼻喷雾剂）也是一线治疗药物，属于第二代H_1受体阻断药。临床鼻科常用抗组胺药用法用量及注意事项见表7-3。

表7-3　临床鼻科常用抗组胺药

药物	用法用量	注意事项
氯苯那敏	口服：成人及6岁以上小儿每次4mg，一日2~3次	癫痫患者、婴儿及哺乳期妇女禁用
特非那定	口服：成人及12岁以上小儿每次60mg，一日2次；2~12岁小儿每次30mg，一日2次	孕妇、哺乳期妇女及2岁以下小儿禁用
阿司咪唑	口服：成人及12岁以上小儿每次10mg，一日1次；6~12岁小儿每次5mg，一日1次；6岁以下按体重0.2mg/kg	空腹服用，服药后1小时内禁食
盐酸氮卓斯汀鼻喷剂（爱赛平）	喷鼻腔，每日2次	使用本药易产生嗜睡、眩晕的患者，服药后不宜驾驶车辆、操作机器和高空作业
盐酸左卡巴斯汀鼻喷雾剂	喷鼻腔，每日2次	对本品有过敏史者禁用

3. 抗白三烯药　白三烯是引起AR发病过程中鼻塞、流涕等症状的重要炎性介质。抗白三烯药主要分为2类：白三烯受体拮抗剂和白三烯合成抑制剂。口服白三烯受体拮抗剂（如孟鲁司特）是AR的一线治疗药物。其对鼻塞症状的改善作用优于第二代口服H_1受体阻断药，而且能有效缓解喷嚏和流涕症状。

4. 肥大细胞膜稳定剂　色甘酸钠能稳定肥大细胞膜，阻止肥大细胞脱颗粒释放过敏介质，从而预防过敏反应的发生。

5.减鼻充血剂 常用1%麻黄碱（儿童为0.5%）滴鼻液鼻内局部应用治疗鼻塞。

6.抗胆碱药 阻断M受体可抑制腺体分泌，0.03%异丙托溴铵鼻喷剂可明显减少鼻水样分泌物。

上述各类药物应根据患者的临床表现选择使用。对于花粉症患者由于花粉症发作时间明确，故应在每年患者发病前1~2周开始使用。通过口服抗组胺药，鼻内应用肾上腺皮质激素类药物，一般可使患者症状明显减轻。

【常见药物不良反应及处理】

1.第一代H_1受体阻断药氯苯那敏、苯海拉明等常见中枢抑制反应，表现为嗜睡、疲倦乏力、头晕等，服药期间不得驾驶机、车、船，从事高空作业及操作精密仪器。还有胃肠道反应等。

2.第二代H_1受体阻断药特非那定、阿司咪唑可引起心动过缓、传导阻滞，一旦出现停药并对症治疗，故冠心病、心动过缓患者禁用。

【常见药物相互作用及建议】

1.氯苯那敏-乙醇 合用增强中枢抑制作用，加重嗜睡，故服用氯苯那敏期间不宜饮酒。

2.氯苯那敏-去甲肾上腺素 合用增强去甲肾上腺素的升压作用，延长升压时间。二者合用，需调整用药剂量。

3.特非那定/阿司咪唑-酮康唑/甲硝唑/红霉素 酮康唑、甲硝唑、红霉素都属于肝药酶抑制剂，合用会抑制特非那定、阿司咪唑的代谢，使后者在体内蓄积引起心律失常，严重者导致死亡。应避免特非那定或阿司咪唑与酮康唑、甲硝唑或红霉素合用。

第四节　急性扁桃体炎

一、疾病概述

急性扁桃体炎为腭扁桃体的急性非特异性炎症，往往伴有程度不等的咽黏膜和其他淋巴组织炎症，是一种很常见的咽部疾病。临床上有卡他性扁桃体炎和化脓性扁桃体炎两种类型。多发生于儿童及青年，在季节更替、气温变化时容易发病。

【病因】

1.感染 人的咽部及扁桃体隐窝内存留着某些病原体，机体防御能力正常时不致

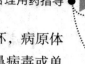

发病。但当人体抵抗力降低时，细菌或病毒大量繁殖，随着隐窝上皮遭破坏，病原体侵入其实质而发生炎症。卡他性扁桃体炎多为病毒感染所致，如腺病毒、鼻病毒或单纯性疱疹病毒等；化脓性扁桃体炎属细菌感染，常见致病菌有乙型溶血性链球菌、葡萄球菌、肺炎双球菌、流感杆菌等。

2.诱因 病原体可通过飞沫或直接接触而传染。受凉、潮湿、过度劳累、烟酒过度、有害气体刺激、上呼吸道有慢性病灶等均可为本病诱因。

【临床表现】

1.症状 咽痛为其主要症状，咽痛剧烈，吞咽困难，疼痛常放射至耳部。

下颌角淋巴结肿大压痛，有时感到转头不便。畏寒、高热、头痛、食欲下降、疲乏无力、周身不适、便秘等。

2.体征 卡他性扁桃体炎：扁桃体及腭舌弓表面黏膜充血肿胀，扁桃体实质无显著肿大，表面无脓性分泌物；化脓性扁桃体炎：双侧扁桃体水肿、充血，表面可见脓点或伪膜，颌下淋巴结肿大并触痛明显。

二、治疗

【治疗原则】

卡他性扁桃体炎以抗病毒和对症治疗为主，酌情给予抗生素治疗；化脓性扁桃体炎以抗生素为治疗为主，加强局部清洁，如含漱。

【治疗药物的合理选用】

1.解热镇痛抗炎药 针对发热、头痛等症状进行对症治疗。临床常用对乙酰氨基酚、布洛芬等。

2.抗生素 临床常用头孢菌素类、青霉素类、大环内酯类、氟喹诺酮类等抗生素进行对因治疗，是主要治疗手段。

3.局部治疗 常用氯己定含漱液或呋喃西林含漱液。

第五节 急性喉炎

一、疾病概述

急性喉炎是喉黏膜的急性非特异性炎症。成人急性喉炎全身症状较轻，以声音嘶哑、咳嗽咳痰、喉痛为主。3岁以下的小儿患本病时，症状较重，可引起喉阻塞而窒息。

【病因】

1.感染　初期多为病毒感染，后继发细菌感染，使病情加重。常见的致病菌有金黄色葡萄球菌、B型嗜血流感杆菌等。流感、百日咳等急性呼吸道传染病也可引发本病。

2.诱发因素　用嗓过度、饮食不当或吸入有害物质等。

【临床表现】

1.症状　发病初期仅为轻度喉痛，咽干，多伴有咳嗽咳痰。声音嘶哑是最主要症状，重者可失音。多数患儿出现发热、乏力等全身不适，夜间可出现突然加重的吸气性呼吸困难，犬吠样咳嗽、伴吸气性喉喘鸣。

2.体征　喉黏膜水肿、充血，声带充血、水肿，声带运动受限。

二、治疗

【治疗原则】

抗炎治疗为主，常用抗生素和糖皮质激素类药物，配合超声雾化吸入。

【治疗药物的合理选用】

1.抗生素　临床常用头孢菌素类、青霉素类、大环内酯类、氟喹诺酮类抗生素等进行对因治疗，是主要治疗手段。

2.糖皮质激素类药物　常用地塞米松或布地奈德。

3.小儿发热可酌情应用解热镇痛抗炎药如对乙酰氨基酚、布洛芬等。

第六节　复发性阿弗他溃疡

一、疾病概述

复发性阿弗他溃疡又称复发性口疮，是最常见的口腔黏膜溃疡类疾病。本病具有复发性、自限性、周期性特征，表现为反复发作的圆形或椭圆形溃疡，灼痛明显。

【病因】

病因及发病机制复杂、不明，与多因素有关：免疫功能失调、维生素缺乏、内分泌失调、失眠、便秘、黏膜损伤感染等。

【临床表现】

1.症状　剧烈烧灼感，进食时疼痛更甚。

2.体征　溃疡表面覆盖黄白色假膜、周围有红晕带、中央凹陷，好发于唇、颊、舌、软腭等无角化或角化较差的黏膜。

二、治疗

【治疗原则】

对症处理，减轻疼痛。

【治疗药物的合理选用】

1.膜剂　其基质中含有抗生素及可的松等药物。用时先将溃疡处擦干，剪下与病变面积大小相近的药膜，贴于溃疡上，有减轻疼痛，保护溃疡面，促进愈合的作用。

2.含漱剂　常用复方氯己定含漱液或0.02%呋喃西林溶液等，每天含漱4~5次，每次10ml，含于口中5~10分钟后唾弃。

3.含片　西地碘含片，一日3次，一次1片，含服。溶菌酶含片，一日3~5次，一次1片，含服。

**4.严重者可短期口服地塞米松，每次0.75mg，一日2~3次，连用3日。

第七节　牙周病

一、疾病概述

牙周病是牙龈、牙周膜、牙槽骨及牙骨质等牙周支持组织发生的慢性破坏性疾病。除有牙龈炎症状外，还形成牙周袋。大部分牙周病呈静止期和加重期交替出现，造成牙周组织的慢性破坏，本病病程进展缓慢，可长达十余年甚至数十年。

【病因】

口腔卫生不佳、牙菌斑长期积聚、口腔局部刺激因素如牙石、牙解剖因素（根分叉、颈部釉突、腭测沟等）、不良修复体、食物嵌塞等是本病的主要原因。

【临床表现】

1.牙龈红肿、出血　早期一般无明显症状，逐渐出现牙龈充血、肿胀，龈色变红或暗红、点彩消失，触之易出血，常表现为无痛性牙龈出血。

2.牙齿松动、咀嚼无力　由于牙周膜破坏、牙槽骨吸收、牙齿失去牙周支持力，从而出现牙齿松动、移位和咀嚼无力。

3.牙周袋形成，牙龈溢脓 由于炎症刺激，牙周膜破坏，牙槽骨吸收，牙龈上皮附着加深，牙龈与牙根分离，变成病理性牙周袋。

4.牙周脓肿 由于牙周袋内分泌物排出不畅，或机体免疫力下降时，可发生急性牙周脓肿。

5.牙龈退缩 由于牙石的刺激与牙周袋的形成，导致牙龈退缩，牙根暴露。

【治疗原则】

以局部治疗为主，彻底清除菌斑，消除局部刺激因素。抗感染治疗，控制炎症。

【治疗药物的合理选用】

1.局部用药 可选用复方氯己定含漱液漱口，每天含漱4~5次，每次10ml，含于口中5~10分钟后唾弃。冲洗牙周袋可选用3%过氧化氢溶液，牙周袋内抹以碘甘油或碘酚等药物，涂擦时应避免烧灼临近黏膜组织。

2.抗感染治疗 牙周炎急性发作如牙周脓肿需要全身用药应适当口服抗菌药物，常用的有甲硝唑、大环内酯类抗生素等。疼痛者可以加用解热镇痛抗炎药止痛。

第八节　急性细菌性结膜炎

一、疾病概述

急性细菌性结膜炎，俗称"红眼病"，是细菌感染引起的常见传染性流行性结膜炎。双眼可同时或先后发病，起病急，进展快，3~4天即可达高峰。本病可自限，好发于春秋两季。

【病因】

由细菌感染所致，主要致病菌为B型嗜血流感杆菌、肺炎双球菌及金黄色葡萄球菌等。主要通过手直接或间接接触患眼分泌物感染传播。

【临床表现】

1.症状 眼红、畏光、流泪、眼异物感、灼热感、暂时性视力下降伴大量脓性分泌物。

2.体征 眼睑水肿，结膜鲜红色充血伴水肿，结膜囊内有大量黏液脓性分泌物。

二、治疗

【治疗原则】

主要以局部治疗为主，应用抗生素滴眼液治疗，重症患者可同时口服抗生素。

【治疗药物的合理选用】

1.局部治疗 常用0.3%氧氟沙星滴眼液、0.3%妥布霉素滴眼液、0.25%氯霉素滴眼液等。临床眼科常用抗细菌药主要作用、适应证及用法用量见表7-4。

表7-4 临床眼科常用抗细菌药

药名	主要作用	适应证	用法用量
0.3%氧氟沙星滴眼液	抗细菌、抗沙眼衣原体	细菌性结膜炎、角膜炎、沙眼	滴眼，每日4~6次
0.3%妥布霉素滴眼液或眼膏	抗细菌	细菌性结膜炎、角膜炎	滴眼，每日4~6次；涂眼，睡前涂1次
0.25%氯霉素滴眼液	抗细菌、抗沙眼衣原体	细菌性结膜炎、角膜炎、沙眼	滴眼，每日4~6次
0.1%利福平滴眼液或眼膏	抗细菌、抗沙眼衣原体	细菌性结膜炎、沙眼	滴眼，每日4~6次；涂眼，睡前涂1次
10%~30%磺胺醋酰钠滴眼液	抗细菌、抗沙眼衣原体	细菌性结膜炎、角膜炎、沙眼	滴眼，每日3~5次
0.5%四环素眼膏	抗细菌、抗沙眼衣原体	细菌性结膜炎、角膜炎、沙眼	涂眼，睡前涂1次
0.5%金霉素眼膏	抗细菌、抗沙眼衣原体	细菌性结膜炎、沙眼	涂眼，睡前涂1次
0.5%红霉素眼膏	抗菌抗、沙眼衣原体	细菌性结膜炎、角膜炎、沙眼	涂眼，睡前涂1次

2.全身治疗 重症患者可口服头孢菌素类、青霉素类、大环内酯类抗生素等。

3.结膜囊冲洗 用生理盐水冲洗结膜囊，每天一次。

第九节 病毒性结膜炎

一、疾病概述

病毒性结膜炎是病毒感染引起的常见传染性结膜炎症。双眼可同时或先后发病。本病传染性强，可在大范围内迅速传播。本病可自限，好发于夏秋两季。临床上以流行性角结膜炎及流行性出血性结膜炎最常见。

【病因】

流行性角结膜炎多由腺病毒引起，流行性出血性结膜炎主要由70型肠道病毒引起。主要通过手直接或间接接触患眼分泌物感染。

【临床表现】

1.症状 流行性角结膜炎患者有眼异物感、流泪、畏光、眼分泌物增多，并发角膜炎时眼刺痛、视力下降，严重者可出现头痛、发热、咽痛等上呼吸道感染症状。流行性出血性结膜炎患者起病更急，症状更严重。

2.体征 眼睑水肿，结膜水肿、充血伴多数滤泡，结膜囊分泌物增多呈水样，角膜上皮出现白色点状浸润、混浊，可伴耳前或颌下淋巴结肿大、压痛。流行性出血性结膜炎患者除上述表现外，还有球结膜下点状或片状出血。

二、治疗

【治疗原则】

主要以局部治疗为主，应用抗生素滴眼液治疗，重症患者可同时口服抗生素。

【治疗药物的合理选用】

1.局部治疗 常用0.1%阿昔洛韦滴眼液、0.5%利巴韦林滴眼液或0.1%碘苷滴眼液等。合并细菌感染者采用抗病毒滴眼液和抗生素滴眼液联合使用，交替进行，连续使用1周。临床眼科常用抗病毒药主要作用、适应证及用法用量见表7-5。

表7-5 临床眼科常用抗病毒药

药名	主要作用	适应证	用法用量
0.1%阿昔洛韦滴眼液或眼膏	抗病毒	病毒性角结膜炎及其他病毒性眼病	滴眼，每日6~12次；涂眼，睡前涂1次
0.5%利巴韦林滴眼液	抗病毒	病毒性角结膜炎及其他病毒性眼病	滴眼，每日6~12次；
0.1%碘苷滴眼液	抗病毒	单纯疱疹病毒性角结膜炎、流行性角结膜炎	滴眼，每日6~12次；涂眼，睡前涂1次

2.全身治疗 如有耳前或颌下淋巴结肿大、上呼吸道感染者，需全身应用抗病毒药及抗生素治疗。

3.结膜囊冲洗 用生理盐水冲洗结膜囊，每天一次。

第十节 沙 眼

一、疾病概述

沙眼是由沙眼衣原体感染所引起的慢性传染性结膜角膜炎。因患者睑结膜面粗糙不平呈沙粒状，有眼异物感，故名沙眼。常双眼发病，病程长、易复发。临床上发病率较高，是容易导致失明的眼病之一。

【病因】

由沙眼衣原体感染结膜、角膜引起，主要通过手直接或间接接触眼部感染传播。

【临床表现】

1.症状　慢性期或轻症沙眼一般无明显症状，急性期或重症沙眼可有眼痒、眼干涩、眼异物感等不适，并发角膜混浊时视力下降。

2.体征　上穹隆结膜与上睑结膜血管充血模糊，乳头增生呈红色天鹅绒状外观，滤泡呈黄白色半透明泡状隆起，乳头和滤泡相互交错存在，使睑结膜面粗糙不平呈沙粒状。

二、治疗

【治疗原则】

主要以局部治疗为主，应用抗生素滴眼液和眼膏治疗，重症患者可同时口服抗生素。

【治疗药物的合理选用】

1.局部治疗　常用0.1%利福平滴眼液、0.25%氯霉素滴眼液、10%~30%磺胺醋酰钠滴眼液等。晚间睡前可用0.5%金霉素眼膏、0.5%红霉素眼膏等。一个疗程为3个月，用药一个月后，停药一个月，然后再用一个月。重症患者则连续用药6个月以上。以上治疗沙眼药物的主要作用、适应证及用法见表7-4。

2.全身治疗　急性期或重症患者可口服大环内酯类抗生素等，连续用药3~4周。

第八章　维生素缺乏症合理用药指导

一、维生素概述

维生素是维持机体正常代谢和生理功能所必需的一类营养素。维生素在体内直接或以某些酶（或辅基）的组成成分方式参与代谢过程，维持人体器官的正常功能。人体需要的维生素除少数可在体内自身或由细菌合成外，绝大多数须从肉类、禽蛋、蔬菜、水果以及粮食制品中获取。因此，只要科学合理的膳食，多数人从食物中就能获得人体每天需要的各种维生素。人体对维生素的需要量不大但不能缺乏，否则可导致维生素缺乏症。当需要量增加、补充不足或吸收障碍（如儿童生长发育期、妇女妊娠期哺乳期及患某些疾病）时，就需要以药物方式补充。

（一）维生素分类

维生素按溶解性可分为两大类，即脂溶性维生素和水溶性维生素。

1.脂溶性维生素　包括维生素A、维生素D、维生素E和维生素K，它们能溶解在脂肪中，经胆汁乳化才被吸收，可在体内储存，故缺乏脂溶性维生素的症状出现较缓慢。

2.水溶性维生素　包括维生素C和维生素B族（维生素B_1、维生素B_2、维生素B_6、维生素B_{12}、烟酸、泛酸、叶酸、生物素等），它们能溶解在水里，大多由尿排出，在体内储存少，故缺乏水溶性维生素的症状出现相对较快。

（二）维生素生理功能

1.维生素A　维生素A参与视网膜中视紫红质的合成，增强视网膜的感光能力，对视觉和色觉的形成起重要作用；促进生长发育，维持上皮组织结构的完整性；增强机体细胞免疫功能，提高生殖能力等。维生素A缺乏可致夜盲症、干眼病、糙皮病、生长发育停滞、免疫力低下等。

2.维生素D　维生素D促进小肠黏膜对钙、磷的吸收及肾小管重吸收钙、磷，提高血钙、血磷浓度；协同甲状旁腺激素和降钙素，促进旧骨释放磷酸钙，维持及调节血浆钙、磷正常浓度。维生素D促使钙沉着于新骨形成部位，使枸橼酸盐在骨中沉积，促进骨钙化及成骨细胞功能和骨样组织成熟。维生素D缺乏可致佝偻病、骨软化症、婴幼儿抽搐症、手足抽搐症和骨质疏松症等。

3.维生素E　维生素E具有维持和促进生殖功能；维持神经、骨骼肌、平滑肌和心肌的正常结构和功能；参与酶系统的活动及抗氧化作用等。维生素E是一类具有抗不孕作用的脂溶性维生素，故又称生育酚。维生素E缺乏可致男性睾丸萎缩不产生精子、女性胚胎与胎盘萎缩引起流产、卵巢早衰等。

4.维生素B₁　维生素B_1具有维持正常糖代谢及神经消化系统功能。维生素B_1在体内经焦磷酸激酶作用生成焦磷酸硫胺素，焦磷酸硫胺素是多种酶的辅酶，参与体内糖代谢。维生素B_1缺乏可致脚气病、多发性神经炎、心功能不全、消化不良等。脚气病常见于营养不良和慢性酒精中毒综合征患者，主要表现为神经系统及心血管系统症状，还可出现浮肿、胃肠功能障碍、食欲不振等。

5.维生素B₂　维生素B_2作为黄素酶的辅基，在呼吸链中传递氢，参与维持视网膜的正常色觉机能。维生素B_2缺乏因影响生物氧化可导致物质代谢障碍，首发症状常为咽喉疼痛和口角炎，之后出现舌炎、唇炎、脂溢性皮炎、角膜炎、结膜炎、色觉不灵、红斑型和丘疹型阴囊炎，可继发贫血、网状红细胞减少。

6.维生素B₆　维生素B_6在体内转化为磷酸吡哆醛和磷酸吡多胺，作为辅酶对蛋白质、碳水化合物、脂类的各种代谢功能起作用，还广泛参与谷氨酸、色氨酸、亚油酸分别转化成γ-氨基丁酸、5-羟色胺、烟酸及花生四烯酸的过程。维生素B6缺乏可出现皮炎、舌炎、唇炎、腹泻、周围神经病及抑郁、贫血、癫痫发作等。

7.维生素C　维生素C参与氨基酸代谢、神经递质的合成、胶原蛋白和组织细胞间质的合成，可降低毛细血管的通透性，加速血液的凝固，刺激凝血功能，促进铁在肠内吸收，促使血脂下降，增加对感染的抵抗力，参与解毒功能，且有抗组胺的作用及阻止致癌物质（亚硝胺）生成的作用。维生素C缺乏可导致坏血病、解毒功能降低、红细胞膜稳定性下降、机体免疫力低下等。

（三）维生素缺乏症病因

1.供给不足　食物中维生素的含量不足、食物加工烹调方法不当造成维生素破坏等。

2.吸收障碍　膳食纤维摄入过多、胃肠功能障碍等可引起维生素吸收减少。这主要以脂溶性维生素缺乏为主。

3.需求增加　妊娠期、哺乳期、青春期对多种维生素的需求量增加。人体在寒冷、炎热等特殊环境条件或某些疾病时也会增加对维生素的需求量。

4.排出增加　呕吐、腹泻等情况可能导致多种维生素（水溶性为主）排出增加。

二、治疗

【治疗原则】

人体对维生素的需求量很低，每天只需摄入微克至毫克级的维生素即能满足生理代谢的需要。补充相应的维生素是防治维生素缺乏症的重要手段。

【治疗药物的合理选用】

临床常用维生素适应证、用法用量及注意事项见表8-1

表8-1 临床常用维生素

药物	适应证	用法用量
维生素A	夜盲症、干眼病角膜软化症、皮肤干燥；预防上皮癌、食管癌	口服：轻度维生素A缺乏症，每日1万~2.5万U，分2~3次服
维生素D	佝偻病、骨软化症、婴儿手足抽搐症、骨质疏松症	口服：每日2000~5000U；预防维生素D缺乏症，母乳喂养儿每日400U
维生素E	解毒、抗炎、抗衰老；预防习惯性流产；配合黄体酮用于先兆流产；男、女不育症的辅助治疗	口服：成人一次10~100mg，一日2~3次
维生素B$_1$	脚气病；心肌炎、多发性神经炎、肝炎、食欲不振等辅助治疗	口服：成人一次10~30mg，一日3次
维生素B$_2$	口角炎、舌炎、唇炎、角膜炎、结膜炎、阴囊炎、脂溢性皮炎	口服：一次5~10mg，一日2~3次
维生素B$_6$	呕吐、周围神经炎；辅助治疗肝炎、肝硬化、脂溢性皮炎	口服：成人一次10~20mg，一日3次
维生素C	防治坏血病；慢性铁中毒；特发性高铁血红蛋白血症；辅助用于感染性疾病；促进伤口愈合	口服：补充维生素C，成人一日50~100mg；治疗维生素C缺乏，成人一次100~200mg、一日3次，儿童一日100~200mg，至少服两周

【常见药物不良反应及处理】

1.**维生素A** 长期大剂量应用可引起急、慢性中毒，以6个月至3岁的婴幼儿发生率最高。表现为食欲缺乏、皮肤发痒、毛发干枯、脱发、口唇皲裂、易激动、骨痛、骨折、颅内压增高等。停药1~2周后可消失。成人一次剂量超过100万U，小儿一次超过30万U，即可致急性中毒。孕妇每日用量不得超过5万U。

2.**维生素D** 大量久服，可引起高血钙、食欲缺乏、呕吐、腹泻等。若肾功能受损，可出现多尿、蛋白尿、肾功能减退等。应及时停用本药及钙剂。婴幼儿长期过量服用，可使身心发育迟缓、面容丑陋、肾衰竭以至死亡。中毒后应立即停药，并适当补充钾、钠和镁，也可使用糖皮质激素类药及利尿药治疗。

3.**维生素E** 长期服用大剂量维生素E（每日量400~800mg），可引起视力模糊、乳腺肿大、腹泻、头晕、流感样综合征、头痛、恶心及胃痉挛等。

4.**维生素B$_1$** 大剂量应用可出现头痛、疲倦、烦躁、食欲减退、腹泻、心律失常及浮肿等症状。孕妇过量服用可能会造成产后出血不止。对本药过敏者禁用。

5.**维生素B$_2$** 在正常肾功能状态下几乎不产生毒性，服药后尿呈黄绿色。本药宜饭后服用。

6.维生素B$_6$　在肾功能正常时几乎不产生毒性。长期大剂量使用时可有记忆减退、转氨酶升高、周围神经炎等。单用维生素B$_6$或与维生素B$_{12}$合用可使寻常痤疮恶化或使痤疮性皮疹糜烂。

7.维生素C　过量使用可出现胃肠道症状。可明显增加尿中草酸的排泄量，甚至引起尿路草酸盐结石，故肾结石、痛风患者慎用。长期大剂量服用，突然停药可出现坏血病症状。孕妇服用过量时，可诱发新生儿产生维生素C缺乏症。

【常见药物相互作用及建议】

1.维生素A-抗酸药　两者合用使小肠上段胆酸减少，影响维生素A的吸收。建议服用维生素A时，避免服用抗酸药，如氢氧化铝。

2.维生素A-华法林　两者合用导致凝血酶原降低。建议尽量避免同时服用。

3.维生素D-苯妥英钠　苯妥英钠诱导肝药酶，促进维生素D代谢。建议长期服用苯妥英钠者应补充维生素D，以防止骨软化症，且要定期检测血钙浓度。

4.维生素D-利福平　利福平诱导肝药酶，促进维生素D的代谢。每天口服利福平600mg，连用15天，可使血液中维生素D的含量下降。建议使用利福平期间要适当补充维生素D。

5.维生素E-抗酸药　抗酸药可使小肠上段胆酸减少，降低维生素E的吸收。建议避免同时服用，若同时服用应适当增加维生素E剂量。

6.维生素E-华法林　两者合用导致凝血酶原降低。建议尽量避免同时服用。

7.维生素E-口服避孕药　两者合用加速维生素E代谢，导致体内维生素E缺乏。建议避免同时服用，若同时服用应适当增加维生素E剂量。

8.维生素B$_2$-乙醇　两者合用影响肠道对维生素B$_2$的吸收。建议服药期间禁酒。

9.维生素B$_2$-甲氧氯普胺/多潘立酮/西沙必利　维生素B$_2$在十二指肠和小肠的局部吸收，促胃肠动力药增加胃肠的蠕动，使维生素B$_2$在吸收部位的滞留时间缩短，故吸收减少。合用促胃肠动力药会导致维生素B$_2$的吸收减少。建议避免合用，如果必须合用，应考虑增加维生素B$_2$的剂量。

10.维生素B$_2$-阿托品/山莨菪碱/东莨菪碱　抗胆碱药抑制胃肠蠕动，使维生素B$_2$在吸收部位的滞留时间延长，故吸收增加。合用抗胆碱药会导致维生素B$_2$的吸收增加。建议避免合用，如果必须合用，应考虑减少维生素B$_2$的剂量。

11.维生素B$_6$-左旋多巴　维生素B$_6$是多巴脱羧酶的辅酶，可增强外周组织脱羧酶的活性，加速左旋多巴在周围转变为多巴胺，从而改变左旋多巴的代谢，拮抗左旋多巴抗震颤麻痹作用，建议避免同时服用。对于需要补充维生素B$_6$的病人，可加用卡比多巴，因为它可防止维生素B$_6$对左旋多巴代谢的干扰作用，且不影响维生素B$_6$的治疗作用。

12.维生素C-华法林 维生素C可干扰华法林的抗凝效果，建议避免同时服用。若同时服用应积极监测凝血酶原时间，适当增加华法林的用量。

13.维生素C-巴比妥类/扑米酮/阿司匹林 两者合用可促使维生素C的排泄增加，故应避免同时服用，若同时服用应适当增加维生素C用量。

14.维生素C-维生素K₃ 合用使两者疗效减弱或消失。维生素K₃有氧化性，维生素C有还原性，两者可产生氧化还原反应。建议避免同时使用。

第九章　皮肤病合理用药指导

第一节　癣

皮癣病是由真菌引起的一种传染性皮肤病。根据真菌侵犯人体部位的不同，分为手癣、足癣、甲真菌病、体癣、股癣、花斑癣等。

手癣、足癣和甲真菌病

一、疾病概述

手癣俗称"鹅掌风"，主要由红色毛癣菌、须癣、毛癣菌等感染引起。本病主要通过接触传染，手癣感染的重要诱因有双手长期浸水、摩擦受伤、接触洗涤剂和溶剂等。手掌局部有边界明显的红斑脱屑，皮肤干燥破裂，甚至整个手掌皮肤肥厚、粗糙、破裂、脱屑，也可见水疱或糜烂。自觉瘙痒，也可瘙痒不明显。足癣是由于真菌感染足皮肤所致的疾病，足癣俗称"脚气"。甲真菌病是皮肤癣菌、非皮肤癣菌性丝状真菌和酵母样菌所引起的甲感染。足癣在浅部真菌病中发病率最高，传染性大，易继发感染，是产生手癣、甲真菌病、体癣及股癣的根源，要积极防治。

【病因】

手癣、足癣的致病真菌主要为红色毛癣菌。由于红色毛癣菌抵抗力强，不易控制，是引起手癣、足癣的主要病原菌。掌跖皮肤角质层厚、足部多汗及无皮脂有利于真菌感染；经常穿透气性差的雨鞋、胶鞋及温暖潮湿环境是发病和病情加重的重要因素。手癣主要通过接触传染，足癣多为间接传染，甲真菌病主要受手癣和足癣的感染而发病。

【临床表现】

（一）手癣和足癣

手癣和足癣多见于成年人，冬轻夏重，南方发病率高。临床分3型。

1.浸渍糜烂型 皮肤由于潮湿、浸软变白，皮损处擦去表皮后露出红色糜烂面，好发于第三和第四指（趾）间，也有波及全指（趾）间皮肤。常有剧烈的瘙痒，因搔抓而容易继发感染。

2.水疱型 水疱常位于指（趾）间或足底，水疱壁不易被穿破，内容透明，周围皮肤无红晕。如果不继发细菌感染，数日后疱液自行吸收而干燥脱屑。如果继发细菌感染，则水泡周围出现红晕，疱液化脓变浑浊，疱壁溃破后局部出现肿胀或糜烂。本型常有剧痒难忍，有时需将水疱抓破才能缓解。

3.鳞屑角化型 皮损由于角化过度而致皮肤粗糙、增厚和脱屑，易发生皲裂，可因皲裂致出血及疼痛。本型一般自觉无瘙痒，无皲裂时也不疼痛，容易被患者忽视，以至皮损加重，引起其他癣症。

（二）甲真菌病

俗称"灰指甲"，是指皮癣菌侵犯甲板或甲下所引起的疾病。常继发于手癣和足癣。甲癣指甲板失去光泽，呈灰白色、灰褐色或黄色，质地变脆、变形和增厚，甲板和甲床分离，甲下堆积角化性鳞屑。本病病程缓慢，可终生不愈。

二、治疗

【治疗原则】

以局部治疗为主，严重者还需口服抗真菌药。

【治疗药物的合理选用】

（一）局部治疗

手癣、足癣和甲真菌病以局部治疗为主，根据不同类型而选用不同剂型的抗真菌药。

1.浸渍糜烂型 如渗出液不多可选用特比萘芬乳膏、联苯苄唑乳膏、咪康唑乳膏或克霉唑乳膏等；合并细菌感染者用曲咪新乳膏或复方酮康唑乳膏等。如渗出液多或红肿显著继发感染者宜用0.1%依沙吖啶溶液或1∶5000~1∶8000高锰酸钾溶液浸泡患足，皮损干燥后再用上述乳膏。

2.水疱型 可用酊剂如复方土槿皮酊或复方苯甲酸酊。

3.鳞屑角化型 可用软膏如华佗膏、复方苯甲酸软膏等。

临床常见外用抗真菌药适应证及用法用量见表9-1。

表9-1 临床常见外用抗真菌药

药名	适应证	用法用量
盐酸特比萘芬乳膏	手癣、足癣、体癣、股癣、花斑癣及皮肤念珠菌病等	外用，一日2次，涂患处，并轻揉片刻，疗程1~2周
联苯苄唑乳膏	各种皮肤真菌病，如手、足癣，体、股癣，花斑癣	外用，一日1次，2~4周为一疗程，涂布患处，并轻轻搓揉几分钟
硝酸咪康唑乳膏	体股癣、手足癣、花斑癣、头癣、须癣、甲癣等	外用，涂搽于洗净的患处，早晚各1次，症状消失后（通常需2~5周）应继续用药10天，以防复发
克霉唑乳膏	体癣、股癣、手癣、足癣、花斑癣、头癣，以及念珠菌性甲沟炎和念珠菌性外阴阴道炎	皮肤感染，涂于洗净患处，一日2~3次；外阴阴道炎，涂于洗净患处，每晚1次，连续7日
曲咪新乳膏（皮康霜）	湿疹、接触性皮炎、脂溢性皮炎、神经性皮炎、体癣、股癣以及手足癣等	外用，直接涂搽于洗净的患处，一日2~3次
复方酮康唑乳膏（皮康王）	皮肤浅表真菌感染，如手癣、足癣、体癣、股癣等	外用，取适量均匀涂搽患处，一日2次；疗程：一般体股癣为2周，手足癣以4周为宜
复方土槿皮酊	趾痒、皮肤滋痒、一般癣疾	外用，将药液挤出涂患处，一日1~2次
复方苯甲酸酊	浅表真菌感染，如体癣，股癣，手、足癣	外用，一日2~3次，涂搽患处。皮癣消退，痒感消失后，继续用药三天，避免复发
华佗膏	癣症湿气、脚趾痒、鹅掌风	外用，洗净后涂于患处，早晚各1次

（二）全身治疗

单纯外用药效果不佳者，可口服伊曲康唑、酮康唑等抗真菌药。伊曲康唑治疗皮肤真菌病：每次100mg，每天1次，疗程为15天；治疗甲真菌病：冲击治疗，每次200mg，每天2次，连用7天为一个冲击疗程；对于指甲感染，推荐采用两个冲击疗程，每个疗程间隔21天；对于趾甲感染，推荐采用三个冲击疗程，每个疗程间隔21天。合并细菌感染可酌情加用头孢菌素类、青霉素类、大环内酯类、氟喹诺酮类抗生素等。

【常见药物不良反应及处理】

伊曲康唑的主要不良反应是胃肠道反应，一般饭后服用。长期应用有肝毒性。肝肾功能不全者、孕妇等禁用。

体癣和股癣

一、疾病概述

由致病性真菌寄生在人体的光滑皮肤上（除手、足、甲板、毛发及阴股部以外的皮肤）所引起的浅表性皮肤真菌感染，统称为体癣。臀部、会阴及股内侧的体癣称为股癣。本病在温暖、潮湿地区多见。

【病因】

由患者的足癣传染而发生的体癣，病原菌和足癣一样。由接触体癣患者而传染的病原菌主要为红色毛癣菌、絮状表皮癣菌、石膏样毛癣菌等。发病与机体抵抗力弱有关。

【临床表现】

1.**体癣**　典型的皮损开始为针头至绿豆大小红色丘疹，逐渐扩展而成为半环状、环状或多环状，故又称为"圆癣"或"钱癣"。皮损有活动性边缘，边缘上有丘疹或丘疱疹。表面有鳞屑，中心炎症自愈后可遗留色素沉着。本病可引起剧烈的瘙痒，常因搔抓而继发感染。体癣多见于颜面、颈部、躯干、四肢屈侧，发生于面部者易误诊而使用糖皮质激素类药物，导致皮损迅速扩展。本病夏重冬轻，男性多见。

2.**股癣**　皮损位于腹股沟等皱褶部位，开始为鳞屑性红斑，边界清楚，呈弧形或不规则形。由于发病部位易受摩擦、温暖潮湿，故皮损发展快，瘙痒剧烈，常引起湿疹样变或糜烂，由于反复搔抓导致皮损呈苔藓样变。有时皮损可扩展到臀部、会阴部、下腹部。本病夏季症状加重，男性多见。

二、治疗

【治疗原则】

以局部治疗为主，严重者还需口服抗真菌药，避免滥用糖皮质激素类药物。

【治疗药物的合理选用】

1.**局部治疗**　可选用特比萘芬乳膏、联苯苄唑乳膏、咪康唑乳膏或克霉唑乳膏等。如继发感染或炎症剧烈者可用复方酮康唑乳膏或曲咪新乳膏等。

2.**全身治疗**　炎症剧烈者或继发感染者，可口服伊曲康唑、氟康唑等药物，若并发细菌感染，可合用头孢菌素类、青霉素类、大环内酯类抗生素或氟喹诺酮类抗菌药等。

花斑癣

一、疾病概述

花斑癣俗称"汗斑"，由糠马拉色菌侵犯皮肤角质层所致的一种慢性浅表性皮肤真菌病。发生于胸、背、颈面部，皮损为淡黄色，黄豆粒大小，呈花斑状，有瘙痒。

【病因】

糠马拉色菌寄生于正常人皮肤角质层内，其发病与个体易感性有关，如多汗或多脂型皮肤的人，或患有慢性病及接受糖皮质激素类药物治疗时。

【临床表现】

好发于多汗的部位如躯干部和腋窝，婴幼儿则好发于颜面部。皮损为境界清楚的点状或小片状色素沉着或减退斑，上面覆盖少量细糠状鳞屑，可相互融合成不规则的大斑片，斑的颜色可为正常肤色、褐色、白色或淡棕色，日晒后皮损呈淡红色微隆起。通常初期无自觉症状，日久可有微痒。病程呈慢性，不治疗可持续多年，传染性小。青壮年多见，男性多于女性。

二、治疗

【治疗原则】

以局部治疗为主，严重者加服抗真菌药。

【治疗药物的合理选用】

1.局部治疗　可选用2%酮康唑洗剂，洗澡时将药物涂于患处，10分钟后冲洗干净，连续5天为1个疗程。也可选用特比萘芬乳膏、联苯苄唑乳膏或咪康唑乳膏等。

2.全身治疗　皮疹顽固且广泛者需口服抗真菌药，如伊曲康唑、酮康唑或氟康唑等。

第二节　脓疱疮

一、疾病概述

脓疱疮俗称"黄水疮"，主要是由金黄色葡萄球菌感染引起的一种急性化脓性皮肤病。发病高峰在夏秋季，易感因素有高温、潮湿、卫生条件差、特应性体质和皮肤外伤。本病好发于儿童。

【病因】

脓疱疮的致病菌主要为金黄色葡萄球菌，其次为白色葡萄球菌、溶血性链球菌，也可为混合感染。在高温、潮湿及皮肤有浸渍现象时，细菌容易在皮肤上繁殖。由于儿童的皮肤屏障功能较弱，细菌容易侵入繁殖，故此病多见于儿童。

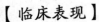
【临床表现】

本病临床上可分为4种类型。

1.寻常性脓疱疮　主要由金黄色葡萄球菌或与溶血性链球菌混合感染所致。初发为红斑或丘疹，迅速转为脓疱。脓疱粟粒至黄豆大小，疱壁薄，周围有红晕，初丰满紧张，后松弛。脓疱破裂后露出糜烂面，脓液干涸成灰黄色或黄褐色厚痂，随后脱痂而愈。本型好发于颜面、鼻孔周围、耳部以及四肢暴露部位，愈后通常不留瘢痕。

2.大疱性脓疱疮　主要由金黄色葡萄球菌所致。皮疹初起为米粒大小水疱或脓疱，1~2天迅速发展至大疱，疱壁薄、松弛，脓疱液初为黄色，后迅速变混浊，脓液沉积于疱底呈半月形。数天后脓疱破裂，流出稀薄脓液，形成大片糜烂，干燥后结痂，不易剥去，痂脱即愈。本型也好发于面部、四肢等暴露部位，常有瘙痒，一般无全身症状。

3.新生儿脓疱疮　发病与多汗、保暖过度和细菌毒力强有关，传染性强，易在新生儿中流行。发病急骤，开始为豌豆大水疱、疱液清亮，疱壁紧张，后疱液迅速变混浊呈现脓疱，疱壁松弛易破。常伴高热、呕吐、腹泻和精神委靡等，如救治不及时可伴发败血症而危及生命。

4.深脓疱疮　由乙型溶血性链球菌或与金黄色葡萄球菌混合感染引起。好发于下肢，初起为炎性水疱或脓疱，逐渐扩大并向深部发展，中心坏死，表面形成黑色痂。多见于营养不良的儿童或老年人。

【治疗原则】

积极抗感染治疗。

【治疗药物的合理选用】

1.局部治疗　轻型患者一般不需内用药，只需应用抗菌的外用药即可。以清洁、杀菌、消炎、收敛、干燥为原则。在擦药前需除净疱壁、清除疱液，避免疱液溢至正常皮肤上，可先用3%过氧化氢、3%碘酊或75%酒精等洗去脓性分泌物。然后涂擦外用抗细菌药物，可选用莫匹罗星软膏、红霉素软膏、四环素软膏或氧氟沙星凝胶等。临床常见外用抗细菌药适应证及用法用量见表9-2。

表9-2　临床常见外用抗细菌药

药名	适应证	用法用量
莫匹罗星软膏	适用于革兰阳性球菌引起的皮肤感染，如脓疱病、疖肿、毛囊炎、湿疹合并感染、浅表性创伤合并感染等	外用，局部涂于患处，每日3次，5天1个疗程，必要时可重复1个疗程
红霉素软膏	用于脓疱疮等化脓性皮肤病、小面积烧伤、溃疡面的感染和寻常痤疮	外用，涂于患处，一日2次

续表

药名	适应证	用法用量
莫匹罗星软膏	适用于革兰阳性球菌引起的皮肤感染,如脓疱病、疖肿、毛囊炎、湿疹合并感染、浅表性创伤合并感染等	外用,局部涂于患处,每日 3 次,5 天 1 个疗程,必要时可重复 1 个疗程
红霉素软膏	用于脓疱疮等化脓性皮肤病、小面积烧伤、溃疡面的感染和寻常痤疮	外用,涂于患处,一日 2 次
四环素软膏	用于敏感革兰阳性菌、革兰阴性菌所致的皮肤表面感染	外用,将软膏涂于患处,一日 1~3 次
氧氟沙星凝胶	用于敏感细菌所致的皮肤软组织细菌感染性疾病,如毛囊炎、疖肿、脓疱病、外伤感染及湿疹感染等	外用,一日 2 次,脓性分泌物多者,先用生理盐水清洁患处后再使用

2.全身治疗 对皮损广泛,伴有发热者,可使用头孢菌素类、青霉素类、大环内酯类抗生素,氟喹诺酮类药物等进行全身抗感染治疗。近年耐药菌株不断增多,有研究显示磺胺类药物(如复方磺胺甲噁唑)也是治疗脓疱疮的必备药物之一。

【常见药物不良反应及处理】

复方磺胺甲噁唑 不良反应主要有肾损害,用药期间要多饮水,同服等量的碳酸氢钠等。过敏反应以药热、皮疹较多见,严重者可出现剥脱性皮炎、多形红斑,甚至死亡。有过敏史者禁用。长期用药可抑制骨髓造血功能,应定期检查血常规。

第三节　疱　疹

包括单纯疱疹和带状疱疹等。

单纯疱疹

一、疾病概述

单纯疱疹是由单纯疱疹病毒感染所致的病毒性皮肤病,主要特征是在皮肤或皮肤黏膜交界处出现簇集性水疱。本病虽有自限性,但可反复发作。

【病因】

单纯疱疹由单纯疱疹病毒(HSV)感染所致,根据抗原性质不同可分为两型:HSV-1 型病毒主要引起除生殖器以外的皮肤黏膜和内脏器官的感染;HSV-2 型主要引起新生儿及外生殖器部位的皮肤黏膜感染。

【临床表现】

初发单纯疱疹潜伏期2~12天，平均6天，几乎所有的内脏或黏膜表皮部位都可分离出单纯疱疹病毒。初次感染时宿主急性期血清中无抗体，常伴有全身症状，且往往比复发性疱疹明显。原发型单纯疱疹皮肤黏膜损害常需2~3周愈合，而复发型单纯疱疹的皮损大多于1周内即可消失。

1.皮肤疱疹 好发于皮肤黏膜交界处，以唇缘、口角、鼻孔周围等处多见。初起局部皮肤发痒、灼热或刺痛，进而充血、红晕，后出现针头或米粒大小簇集水疱群，基底微红，水疱彼此并不融合，但可同时出现多簇水疱群。水疱壁薄，疱液清亮，短期自行溃破、糜烂、渗液，2~10天后干燥结痂，脱痂后不留瘢痕。

2.口腔疱疹 疱疹和溃疡出现在口腔黏膜、舌部、齿龈、咽部，可波及食管，患者局部疼痛、拒食、流涎，可伴发热及颌下淋巴结和（或）颈淋巴结肿大。儿童与青年人多见。

3.生殖器疱疹 生殖器、会阴、外阴周围、股部和臀部皮肤均可受累，出现疱疹、溃疡及点片状糜烂。男性多发生在龟头、包皮、冠状沟、阴茎，亦可累及阴囊；女性则多见于大小阴唇、阴蒂、阴道、宫颈，亦可累及尿道。有肛交史同性恋者可引发疱疹性直肠炎，继而出现肛周和直肠化脓性感染或腹股沟淋巴结炎。

4.眼疱疹 表现为单纯疱疹性角膜炎、结膜炎，大多为单侧性，常伴患侧眼睑疱疹或水肿及耳前淋巴结肿大。反复发作者可致角膜溃疡、浑浊，甚至穿孔致盲。在新生儿和艾滋病患者中，可发生脉络膜视网膜炎。

5.新生儿疱疹 新生儿单纯疱疹病毒感染主要因出生时接触生殖道分泌物。宫内感染的胎儿可早产，或先天畸形，或智力发育障碍。新生儿感染单纯疱疹病毒后可呈现无症状隐性感染，也可引起不同形式或不同程度的临床表现。轻者仅为口腔、皮肤、眼部疱疹，重者则呈中枢神经系统感染甚至全身播散性感染。

二、治疗

【治疗原则】

缩短病程、抗病毒、防止继发感染、减少复发。

【治疗药物的合理选用】

1.局部治疗 以收敛、干燥，防止继发感染为主。可外用3%阿昔洛韦软膏或2%甲紫溶液局部涂搽，一日3~4次。若有继发感染，可选用莫匹罗星软膏、红霉素软膏、四环素软膏或氧氟沙星凝胶等局部涂搽。

2.全身治疗 酌情服用抗病毒药，如阿昔洛韦、泛昔洛韦等，还可选用机体免疫力增强剂，如转移因子等。

带状疱疹

一、疾病概述

带状疱疹是由水痘－带状疱疹病毒引起的急性炎症性皮肤病，俗称"缠腰火龙"。主要症状为簇集性水疱沿一侧周围神经单侧排列，呈带状分布，并伴有明显的神经痛。本病病后可获终生免疫，多见于成年人。

二、治疗

【治疗原则】

止痛，抗病毒，防止感染，缩短病程。

【治疗药物的合理选用】

1.全身治疗 减轻疼痛可给予布洛芬、吲哚美辛、阿司匹林、卡马西平等药物，同时给予镇静催眠药。抗病毒药物可选择阿昔洛韦，口服，一次0.2 g，每日5次；也可配合干扰素、转移因子等免疫调节剂联合使用。对于重症带状疱疹患者，特别是老年人，如果无禁忌证者，可尽早使用小剂量糖皮质激素类药物。常用泼尼松，口服，一日30 mg，连用7~10天为宜。其他酌情使用维生素B_1、维生素B_{12}、谷维素、维生素E、维生素C等；出现细菌感染，应及时给予抗生素；出现严重的全身症状时，应及时给予支持疗法。

2.局部治疗 可选择外用类抗病毒药，如3％阿昔洛韦霜、1％喷昔洛韦乳膏等；眼部带状疱疹可用0.1％阿昔洛韦滴眼液或0.1％~0.5％碘苷滴眼液滴眼。如有细菌感染，应给予莫匹罗星软膏、红霉素软膏、四环素软膏或氧氟沙星凝胶等。

第四节　皮　炎

包括接触性皮炎、神经性皮炎和脂溢性皮炎等。

接触性皮炎

一、疾病概述

接触性皮炎是指皮肤或黏膜单次或多次接触某些物品后，在接触部位发生急性或慢性炎症反应。发病前均有过敏原或刺激物接触史，一般发病急，皮损发生在接触部位，皮损的轻重与致敏物或刺激物质的强弱、作用时间的长短、接触面积大小以及机体的敏感性有关。轻者局部仅有充血，境界清楚的淡红或鲜红色斑；重者可出现丘疹、水疱、大疱糜烂渗出等损害；刺激性强烈者可致皮肤坏死或溃疡；机体高度敏感时，可泛发全身。除瘙痒疼痛外，少数患者可有恶寒、发热、恶心、呕吐等全身症状。

二、治疗

【治疗原则】

寻找并去除接触物，同时积极对症处理。

【治疗药物的合理选用】

1.局部治疗 治疗以消炎止痒和预防感染为原则，当接触致敏物后，立即用清水冲洗，并涂以适当的外用药。急性皮炎有轻度红肿、丘疹、水疱，无渗出者，可用炉甘石洗剂；有明显渗出时，可用3%硼酸溶液湿敷。亚急性皮炎有少量渗出时可用3%硼酸溶液湿敷或用氧化锌软膏；无渗出时可选择外用类糖皮质激素类药物。

2.全身治疗 以止痒为主。轻者可口服抗组胺药；有渗出者，可静脉缓慢注射10%葡萄糖酸钙注射液10ml、维生素C 0.5~1g加50%葡萄糖注射液20ml，每日1次；皮损严重者可酌情短期使用糖皮质激素类药物；并发细菌感染者选用相应抗生素。

【常见药物不良反应及处理】

1.氯苯那敏（扑尔敏） 常见有中枢抑制反应，表现为嗜睡、头晕、乏力等。氯雷他定、西替利嗪中枢抑制反应较轻。

2.钙剂 静脉注射可有全身发热，静注过快可产生恶心、呕吐、过速型心律失常甚至心跳停止。钙剂有强烈的刺激性，不宜皮下或肌内注射；静脉注射速度要缓慢，药液避免漏出血管外，以免引起组织坏死。

神经性皮炎

一、疾病概述

神经性皮炎是一种以阵发性剧烈瘙痒和皮肤苔藓样样变为特征的慢性炎症性皮肤病。发病原因不明确，一般认为与大脑皮质抑制和兴奋功能紊乱有关，精神紧张、焦虑、饮酒、辛辣食物或过度疲劳等因素均可诱发或加重本病。其特点是颈、肘、膝及骶尾部出现红斑、丘疹，融合成片，表面粗糙，纹理加深，对称分布，剧烈瘙痒等。

慢性病程，时轻时重，治愈后易反复发作。本病主要见于青壮年。

二、治疗

【治疗药物的合理选用】

1.局部治疗 根据不同程度皮损选择各种外用糖皮质激素类药物，如复方醋酸地塞米松乳膏、复方醋酸曲安奈德溶液或醋酸氟轻松乳膏，面部宜用丁酸氢化可的松乳膏；角质剥脱剂具有软化和溶解角质使其松解脱落的作用，如尿素软膏、10%水杨酸软膏等。临床常见外用糖皮质激素类药物适应证及用法用量见表9-3。

表9-3 临床常见外用糖皮质激素类药

药名	适应证	用法用量
复方醋酸地塞米松乳膏	局限性瘙痒症、神经性皮炎、接触性皮炎、脂溢性皮炎以及慢性湿疹	外用，一日1~2次，取少量涂于患处，并轻揉片刻
复方醋酸曲安奈德溶液（安隆）	神经性皮炎、脂溢性皮炎、异位性皮炎、慢性接触性皮炎、慢性湿疹、银屑病、扁平苔藓及类风湿性关节炎、肛门及外阴瘙痒、斑秃、瘢痕疙瘩、结节性痒症、皮肤淀粉样变、疥疮结节等。	外用，适量涂于患处，每日2次，症状控制后改为每日或隔日1次，连用不超过1周；小儿不推荐使用
丁酸氢化可的松乳膏（尤卓尔）	过敏性皮炎、脂溢性皮炎、过敏性湿疹及苔藓样瘙痒症等	外用，涂于患处，一日2次
醋酸氟轻松乳膏	过敏性皮炎、异位性皮炎、接触性皮炎、脂溢性皮炎、湿疹、皮肤瘙痒症、银屑病、神经性皮炎等	外用，均匀涂于患处，一日2次

2.全身治疗 可选择口服各种镇静剂和抗组胺药，镇静剂如地西泮一日2.5mg，每日2~3次；抗组胺药如氯苯那敏一次4mg，每日3次，也可以睡前顿服。酌情服用维生素B_6、维生素B_1等调节自主神经功能的药物。

脂溢性皮炎

一、疾病概述

脂溢性皮炎多见于青壮年，初发皮疹为红色丘疹或斑片，互相融合，上面覆有油腻状鳞屑或黄痂。眉、鼻翼、耳后见灰白色鳞屑或黄痂，基底潮红，躯干部位不规则黄红色或淡红色斑片，复以糠秕状鳞屑，严重者发展至全身而成红皮症，有时因搔抓，继发感染毛囊炎、疖肿、淋巴结炎等。

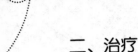
二、治疗

【治疗药物的合理选用】

1.外用药 根据不同皮损选择各种外用糖皮质激素类药物，如复方醋酸地塞米松乳膏、复方醋酸曲安奈德溶液、醋酸氟轻松乳膏或丁酸氢化可的松乳膏等外涂。

2.口服药 甲硝唑加B族维生素，止痒用抗组胺药，如氯雷他定，西替利嗪等。

【常见药物不良反应及处理】

甲硝唑常见口腔金属味、恶心、呕吐、食欲缺乏等胃肠道反应。服药期间禁饮含乙醇的饮料。孕妇、哺乳期妇女、器质性中枢神经系统疾病患者及血液病患者禁用。

第五节 湿 疹

一、疾病概述

湿疹是由多种因素引起的一种急性或慢性皮肤炎症。主要症状为红斑、丘疹、水疱、脱屑、糜烂等，并有色素沉着。

【病因】

1.内在因素 过敏性体质是主要因素，还有内分泌紊乱、胃肠功能失调和慢性感染等也会引发本病。

2.外在因素 寒冷、热水、搔抓等外界刺激都可诱发湿疹。

【临床表现】

根据皮疹的特点分为急性、亚急性和慢性湿疹三种类型。

1.急性湿疹 发病急，常呈对称分布，以头、面、四肢和外阴部好发。病程发展中，红斑、丘疹、水疱、脓疱、糜烂、结痂等各型皮疹可循序出现。常因剧烈瘙痒而搔抓，使病情加重。

2.亚急性湿疹 急性湿疹炎症减轻后，皮疹以丘疹、鳞屑、结痂为主，但搔抓后仍出现糜烂。

3.慢性湿疹 多因急性、亚急性湿疹反复发作演变而成，少数可直接表现为慢性炎症。患处皮肤浸润增厚，变成暗红色及色素沉着。持久不愈时，皮损纹理变粗大，干燥而易皲裂。常见于小腿、手、足、肘窝、外阴和肛门等处。

二、治疗

【治疗原则】

寻找并去除病因，以对症治疗为主。

【治疗药物的合理选用】

1.局部治疗 ①急性期伴有红斑、丘疹，无渗出时，可外用炉甘石洗剂；急性期伴有糜烂、渗出者，用3%硼酸溶液或3%~5%明矾溶液湿敷；如渗液减少，可涂氧化锌软膏或外用糖皮质激素类药物。②亚急性期当红肿减轻，局部仅少量渗液时，可选用氧化锌软膏外涂；仅有少量脱屑或轻微破裂者，可用氧化锌软膏或外用糖皮质激素类药物等。③慢性期局部肥厚、脱屑、苔藓样变时，可选用硫黄水杨酸软膏或外用糖皮质激素类药物。

由于湿疹患者容易发生药物过敏，因此，选用新药须从低浓度开始，逐渐加大剂量，并在使用过程中观察皮损变化和用药后的反应，当一种药物治疗有效时，不要频繁更换药物品种和剂量。

2.全身治疗 酌情选用抗组胺药（如氯雷他定、西替利嗪等）或镇静剂（如地西泮），必要时两种药物联合或交替使用。严重者，可选用10%葡萄糖酸钙注射液静脉缓慢注射。

第六节 荨麻疹

一、疾病概述

荨麻疹俗称"风疹块"，是由于皮肤黏膜小血管扩张及渗透性增加而产生的暂时性局限性水肿，以风团为主的瘙痒性皮肤病。容易反复发生，病程迁延数日至数月。

【病因】

荨麻疹的病因非常复杂，特别是慢性荨麻疹很难找到病因。常见病因有：各种致敏原、遗传因素、精神因素、自身免疫性疾病和内分泌改变等。

【临床表现】

先有皮肤瘙痒，随即出现风团，呈苍白色、皮肤色或鲜红色，少数患者有水肿性红斑。风团持续数分钟至数小时，少数可延长至数天后消退，不留痕迹。皮疹反复发生，部分患者可伴有恶心、呕吐、腹痛、腹泻、头痛、头胀，严重患者还可有面色苍白、胸闷不适、心率加快、脉搏细弱、血压下降、呼吸短促等全身症状。

疾病短期内痊愈者，称为急性荨麻疹。若反复发作达每周至少两次并连续6周以上者称为慢性荨麻疹。

除了急、慢性荨麻疹，还有以下特殊类型的荨麻疹。

1.皮肤划痕荨麻疹 又称人工荨麻疹，患者对外来机械刺激引起生理性反应增强，皮肤上产生风团。搔抓后可引起局部风团、瘙痒。

2.寒冷性荨麻疹 在受冷后半小时到4小时内发生的迟发反应，皮疹为不痒风团，中心青紫色，周围绕以苍白晕，皮疹可持续24~48小时，有烧灼感，并伴发热、关节痛等全身症状。患者常在气温骤降或接触冷水后出现局部瘙痒性水肿和风团，多见于面部、手部，严重者可累及其他部位。患者还可出现头痛、皮肤潮红、低血压、甚至昏厥等症状。

3.日光性荨麻疹 皮肤暴露在日光数分钟后，局部出现瘙痒、红斑和风团。风团出现后数小时消退。同时可伴有畏寒、疲劳、晕厥、肠痉挛等症状。

4.血清病型荨麻疹 注射疫苗、血清或药物后皮肤出现风团，同时伴有发热、关节痛或淋巴结肿大等症状。

二、治疗

【治疗原则】

力求找到引起发作的原因，并加以避免。如果是感染引起者，应积极治疗感染病灶；药物引起者应停用药物；食物过敏引起者，找出过敏食物后禁食。

【治疗药物的合理选用】

1.局部治疗 以止痒为主。可选用炉甘石洗剂、外用糖皮质激素类药物或抗组胺药，日光性荨麻疹可配合使用防晒霜等。

2.全身治疗 ①抗组胺药，常用H_1受体阻断药如苯海拉明、赛庚啶、氯苯那敏（扑尔敏）、西替利嗪、氯雷他定、地氯雷他定等；H_1受体阻断药单独治疗无效时，可以选择与H_2受体阻断药联合应用，常用的H_2受体阻断药有西咪替丁和雷尼替丁等。②降低血管通透性药物，如维生素C和钙剂，需要静脉注射，常与抗组胺药同时使用。③糖皮质激素类药物适用于严重的急性荨麻疹，不宜用于慢性荨麻疹，常用药物如泼尼松、曲安西龙、地塞米松等，但要避免长期应用。

第七节　疥　疮

一、疾病概述

疥疮是由疥螨在人体皮肤表皮层内引起的接触性传染性皮肤病，临床表现以皮肤柔嫩之处有丘疹、水疱及隧道，阴囊瘙痒性结节，夜间瘙痒加剧为特点。可在家庭成员及接触者之间传播。

【病因】

疥疮由人型疥螨通过直接接触（包括性接触）而传染，也可通过病人使用过的衣物而间接传染。

【临床表现】

疥螨常寄生于皮肤较薄而柔软的部位，如指缝及其两侧、腕屈面、肘窝、腋窝、脐周、腰部、下腹部、生殖器、腹股沟及股上部内侧。皮损为针尖大小的丘疱疹和疱疹，指缝处常可发现由疥虫所掘出的隧道，在隧道口可用针尖挑出雌虫，常伴夜间剧痒。皮损若经久不愈，常出现继发性变化，如抓痕、血痂、点状色素沉着、湿疹样变和脓疱。部分患者可在阴囊、阴茎等处可出现淡色或红褐色，绿豆至黄豆大半球炎性硬结节，有剧痒，称为疥疮结节。婴幼儿、儿童的皮肤角质层薄，皮损具有特殊性，皮损表现为多形性，可类似丘疹性荨麻疹、湿疹等，常累及头面部、掌跖。

二、治疗

【治疗原则】

以局部外用药物治疗为主。

【治疗药物的合理选用】

1.局部治疗　常用药物有10%~25%硫黄软膏（婴幼儿用5%浓度），先用肥皂洗澡，除头面部外必须搽遍全身，每日早、晚各1次，连续3天，其间不洗澡、不更换衣服和被褥，第4天洗澡、更衣，被污染的衣服和被褥等煮沸消毒，不能煮烫的物品用塑料包扎放置1周，待疥螨死亡后清洗。1%林旦乳膏（疥得治）有较强的杀疥螨作用，但毒性大，故大面积皮损、糜烂者，儿童、孕妇和哺乳期妇女禁用。每日洗澡后外搽1次（成人剂量不超过30 g）并更衣，大多2~3次可治愈。治疗完毕后观察2周，若无新皮疹出现可视为治愈；如出现新的皮疹，再重复治疗1次。

2.全身治疗 瘙痒严重者酌情选用抗组胺药，继发感染者加用抗生素。

第八节　寻常性痤疮

一、疾病概述

寻常性痤疮俗称"青春痘""暗疮"，是一种毛囊皮脂腺的慢性炎症，主要表现为粉刺、丘疹、脓疱、结节、囊肿及瘢痕等。好发于青春期面部，以15~30岁人群多见。

【病因】

痤疮的发生主要与皮脂分泌过多、毛囊皮脂腺导管堵塞、细菌感染和炎症反应等因素密切相关。进入青春期后人体内雄激素特别是睾酮的水平迅速升高，促进皮脂腺发育并产生大量皮脂。同时毛囊皮脂腺导管角化异常造成导管堵塞，皮脂排出障碍，形成角质栓。毛囊中多种微生物尤其是痤疮丙酸杆菌大量繁殖，其产生的脂酶分解皮脂生成游离脂肪酸，同时趋化炎症细胞和介质，最终诱导并加重炎症反应。

【临床表现】

痤疮的非炎症性皮损好发于面部及上胸背部，表现为开放性和闭合性粉刺。闭合性粉刺（又称白头）的典型皮损是约1毫米大小的肤色丘疹，无明显毛囊开口；开放性粉刺（又称黑头）表现为圆顶状丘疹伴显著扩张的毛囊开口。粉刺进一步发展会变成炎性丘疹、脓疱、结节和囊肿。脓疱大小一致，其中充满了白色脓液；结节直径大于5mm，触之有硬结和疼痛感；囊肿的位置更深，充满了脓液和血液的混合物。这些皮损可融合形成大的炎性斑块和窦道等。炎症性皮损消退后常常遗留色素沉着、持久性红斑、凹陷性或肥厚性瘢痕等。

临床上根据痤疮皮损性质和严重程度将痤疮分为4级：1级痤疮，仅有粉刺；2级痤疮，除粉刺外，还有一些炎性丘疹；3级痤疮，除粉刺外，还有较多的炎性丘疹或脓疱；4级痤疮，除有粉刺、炎性丘疹及脓疱外，还有结节、囊肿或瘢痕。

二、治疗

【治疗原则】

以局部药物治疗为主。

【治疗药物的合理选用】

1.局部治疗 常用药物有维A酸类外用药（如维A酸乳膏、阿达帕林凝胶等）、外用类抗细菌药（如克林霉素磷酸酯凝胶、红霉素软膏等）、过氧苯甲酰凝胶等。临床常见外用类治疗痤疮药物适应证及用法用量见表9-4。

表9-4 临床常见外用类治疗痤疮药

药名	适应证	用法用量
维A酸乳膏	寻常痤疮、扁平疣、黏膜白斑、毛发红糠疹、毛囊角化病及银屑病	外用，寻常痤疮：每晚1次，于睡前将药轻轻涂于患处
阿达帕林凝胶	以粉刺、丘疹和脓疱为主要表现的寻常型痤疮；面部、胸和背部的痤疮	外用，每天一次，睡前清洁患处并待干燥后使用，涂一薄层于皮肤患处
克林霉素磷酸酯凝胶	寻常痤疮	外用，用温水洗净患处，轻轻擦干后，取适量凝胶在患处涂一薄层，每日早晚各1次
过氧苯甲酰凝胶	寻常痤疮	洗净患处，轻轻揩干，取适量本品涂于患处，每日1~2次

2.全身治疗 ①口服抗生素，首选四环素类抗生素（如米诺环素、多西环素等），其次为大环内酯类抗生素（如红霉素等）。抗生素疗程通常6~12周。②口服异维A酸，对于严重的痤疮，口服异维A酸是标准疗法。③抗雄激素治疗，如口服避孕药复方醋酸环丙孕酮片，适用于女性中、重度痤疮患者，伴有雄激素水平过高表现（如多毛、皮脂溢出等）或多囊卵巢综合征。迟发型痤疮及月经期前痤疮显著加重的女性患者也可考虑应用口服避孕药。④口服糖皮质激素类药物，主要用于暴发性或聚合性痤疮，遵循短期、小剂量、与其他方法联合应用的原则。

3.痤疮的分级治疗 ①1级痤疮：一般采用局部治疗，如果仅有粉刺，外用维A酸类制剂是最佳选择。②2级痤疮：通常采用1级痤疮的治疗方法，但对炎症性丘疹和脓疱较多，局部治疗效果不佳者可联合使用口服抗生素治疗。③3级痤疮：此类患者常需采用联合治疗的方法，其中系统使用抗生素是其基础治疗的方法之一，且要保证足够的疗程。最常使用的联合疗法是口服抗生素联合外用维A酸类制剂，也可同时外用过氧苯甲酰。对要求避孕的女性患者使用激素疗法也有很好的效果。效果不佳者可单独口服异维A酸治疗，也可同时外用过氧苯甲酰。④4级痤疮：口服异维A酸是这类患者最有效的治疗方法，可用作一线治疗。对炎症性丘疹和脓疱较多者，也可先系统应用抗生素联合过氧苯甲酰联合治疗，待皮损明显改善后再改用口服异维A酸治疗囊肿和结节等皮损。

4.维持治疗 无论采用何种治疗方法，待皮损明显消退以后均应继续维持治疗，首选外用维A酸类药物，维持治疗6~12个月，必要时可联合过氧化苯甲酰。

【常见药物不良反应及处理】

1.四环素类抗生素 米诺环素、多西环素等用药期间注意观察病人口腔黏膜改变和是否有真菌感染等二重感染的迹象，一旦出现应及时停药并给予敏感的抗菌药。年老、幼小、体弱者不宜选用。用药期间应定期检查肝功能。

2.异维A酸 ①异维A酸的大部分不良反应与维生素A过量的症状相似，主要为皮肤黏膜干燥，如唇，鼻腔和眼等。与剂量相关的不良反应：唇炎和高甘油三酯血症，常与剂量呈相关性。②致畸作用，应要求育龄期妇女或其配偶在开始服用异维A酸治疗前3个月、治疗期间及停药后3个月内应采用有效的避孕措施。③对骨骼的影响，长期应用可引起骨肥大、肌腱韧带钙化、骨质疏松、骨骺闭锁等症状，从而影响儿童和青少年的成长。④孕妇、育龄期妇女、哺乳期妇女、肝肾功能不全，维生素A过量及高脂血症患者禁用。

【常见药物相互作用及建议】

1.异维A酸－四环素类抗生素 两者合用可出现伴有头痛的高血压、眩晕和视觉障碍。避免同时使用。

2.异维A酸－乙醇 两者都能增加血浆甘油三酯浓度，合用可发生高甘油三酯血症。用药期间避免乙醇的摄入。

3.异维A酸－维生素A 两者同时使用，可引起骨肥大、肌腱韧带钙化、骨质疏松、骨骺闭锁等症状，从而影响儿童和青少年的成长。建议使用异维A酸疗程不要太长，病情明显好转时用维持量或改用其他药物巩固治疗。骨质疏松患者给予补钙治疗。

习 题

一、单项选择题

1.以下所列解热镇痛抗炎药中，属于处方药的是

  A.安乃近   B.布洛芬   C.贝诺酯

  D.阿司匹林   E.对乙酰氨基酚

2.解热镇痛抗炎药用于解热一般不超过3日的主要原因是

  A.避免引起肝、肾损害

  B.避免引起胃肠道的损害

  C.过敏体质者用药后可能发生皮炎

  D.引起外周血管扩张、皮肤出汗

  E.解热属对症治疗，长期通过药物退热可能掩盖病情及耽误治疗

3.夜间咳嗽的患者宜选用

    A.氨溴索　　　　　　　　B.可待因　　　　　　　　C.喷托维林

    D.右美沙芬　　　　　　　E.苯丙哌林

4.奥司他韦应在病毒性急性上呼吸道感染多长时间内给药效果更佳

    A.72小时　　　　　　　　B.36小时　　　　　　　　C.4天

    D.一周内　　　　　　　　E.任何时间给药均无差别

5.外耳道疖溃破，脓液流出，常用哪个药物清洗脓液

    A.双氧水　　　　　　　　B.鱼石脂　　　　　　　　C.苯酚甘油

    D.84消毒液　　　　　　　E.20%乙醇

6.季节性过敏性鼻炎常于发病前多长时间开始使用糖皮质激素或抗组胺药

    A.3天　　　　　　　　　　B.5天　　　　　　　　　C.1~2周

    D.3~5周　　　　　　　　E.仅发病时用，无需提前使用

7.局部应用杀灭疥虫的药物中，疗效最佳的是

    A.苯甲酸苄酯　　　　　　B.硫黄　　　　　　　　　C.林旦

    D.克罗米通　　　　　　　E.升华硫

8.下列药物中，不用于治疗痤疮的是

    A.壬二酸　　　　　　　　B.阿达帕林　　　　　　　C.克霉唑

    D.升华硫　　　　　　　　E.异维A酸

9.复方醋酸地塞米松乳膏的适应证不包括

    A.神经性皮炎　　　　　　B.局限性瘙痒症　　　　　C.慢性湿疹

    D.足癣　　　　　　　　　E.接触性皮炎

10.荨麻疹的主要表现为

    A.风团　　　　　　　　　B.发热　　　　　　　　　C.水疱

    D.红斑　　　　　　　　　E.抓痕

11.花斑癣的致病菌主要为

    A.马拉色菌　　　　　　　B.水痘-带状疱疹病毒　　C.红色毛癣菌

    D.单纯疱疹病毒　　　　　E.疥螨

12.复方抗感冒药各组分的作用

    A.抗病毒作用　　　　　　B.退热、缓解头痛　　　　C.改善体液局部循环

    D.使鼻黏膜血管收缩　　　E.拮抗抗组胺药的嗜睡作用

①抗感冒药中的咖啡因（　　）

②抗感冒药中的伪麻黄碱（　　）

③抗感冒药中的对乙酰氨基酚（　　）

④抗感冒药中的金刚烷胺（ ）

13.缺乏不同维生素所致疾病

A.脚气病　　　　　　B.脑出血　　　　　　　C.夜盲症

D.坏血病　　　　　　E.佝偻病

①缺乏维生素A可能引起（ ）

②缺乏维生素B可能引起（ ）

③缺乏维生素C可能引起（ ）

④缺乏维生素D可能引起（ ）

二、处方分析

1.患者，女，8岁，因扁桃体发炎并伴有咽痛发热，体温39.2℃，医生开了下列处方，请分析是否合理？为什么？

处方：

①罗红霉素片　　150mg×6

用法：一次0.15 g，一日2次，空腹服用。

②阿司匹林片　　500mg×9

用法：一次0.5g，一日3次。

2.患者李某，因感冒引起发热，体温39℃，医生开出下列处方，请分析是否合理？为什么？

处方：

①999感冒灵颗粒　　10g×9

用法：一次10 g，一日3次。

②对乙酰氨基酚片 300mg×9

用法：一次0.3g，每4~6小时服用一次。

3.医生给一位感冒发热且患有风湿性关节炎患者开出下列处方，请分析是否合理？为什么？

处方：

①泼尼松片　　5mg×60

用法：一次10mg，一日3次。

②阿司匹林片　　0.5g×30

用法：一次0.5g，一日3次。

4.一位患有支气管哮喘的病人，在服用氨茶碱过程中出现窦性心动过速，医生给予普萘洛尔治疗，请分析是否合理？为什么？

处方：

①氨茶碱片　0.1g×20

用法：一次0.1g，一日3次。

②普萘洛尔片　10mg×20

用法：一次10mg，一日3次。

5.医生给一位支气管哮喘患者开出下列处方，请分析是否合理？为什么？

处方：

①盐酸麻黄碱片　25mg×10

用法：一次25mg，一日3次。

②盐酸苯海拉明片　25mg×10

用法：一次25mg，一日3次。

6.医生给一位呼吸道感染的病人开出下列处方，请分析是否合理？为什么？

处方：

①复方磺胺甲恶唑片　5mg×20

用法：一次5mg，一日2次。

②碳酸氢钠片　0.5mg×20

用法：一次0.5mg，一日2次。

7.医生给一位食欲不振、消化不良的患者开出下列处方，请分析是否合理？为什么？

处方：

①胃蛋白酶合剂　200ml

用法：一次10ml，一日3次，

②碳酸氢钠片　0.5g×10

用法：一次0.5g，一日3次。

8.医生给一位2岁消化不良性腹泻患儿开出下列处方，请分析是否合理？为什么？

处方：

①盐酸小檗碱　50mg×6

用法：一次25mg，一日3次。

②乳酶生片　150mg×9

用法：一次150mg，一日3次。

9.医生给一位患有消化性溃疡的患者开出下列处方，请分析是否合理？为什么？

处方：

①雷尼替丁胶囊　150mg×20

用法：一次0.15 g，一日2次。

②硫糖铝片　250mg×30

用法：一次1g，一日3次，饭前1小时服用。

注：两药同时服用

10.医生给一位患有充血性心力衰竭的病人开出下列处方，请分析是否合理？为什么？

处方：

①地高辛片　0.25mg×10

用法：一次0.25mg，一日3次。

②氢氯噻嗪片　25mg×30

用法：一次25mg，一日3次。

11.医生给一位患感染性心内膜炎病人开出下列处方，请分析是否合理？为什么？

处方：

①青霉素钠注射剂　800万U×6

用法：一日800万U，静滴，皮试

②硫酸庆大霉素注射液　8万U×6

用法：一日8万U，一日2次，肌内注射。

12.医生给患有心衰、肾功能不全、少尿合并泌尿系统感染的病人开出下列处方，请分析是否合理？为什么？

处方：

①硫酸庆大霉素注射液　8万U×6

用法：一日8万U，一日2次，肌内注射。

②呋塞米注射液　20mg×5

用法：一次20mg，一日,1次，静滴。

13.医生给一位甲状腺功能亢进患者开出下列处方，请分析是否合理？为什么？

处方：

①丙硫氧嘧啶片　100mg×90

用法：一次0.1 g，一日3次。

②盐酸普萘洛尔片　10mg×30

用法：一次10mg，一日3次。

14.有一位患焦虑性神经官能症的病人，因病情加重，医生开出下列处方，请分析是否合理？为什么？

处方：

①地西泮片　5mg×30

用法：一次5mg，一日3次。

②阿普唑仑片 0.4mg×12

用法：一次0.4mg，睡前服用

15.医生给一位患缺铁性贫血病人，因尿路感染开出下列处方，请分析是否合理，为什么？

处方：

①四环素片 0.25g×24

用法：一次0.25g，一日4次。

②硫酸亚铁片 0.3g×18

用法：一次0.3g，一日3次。

③维生素C片 0.1g×18

用法：一次0.1g，一日3次。

16.一位因进食海鲜出现食物过敏的司机急于开车，医生开出下列处方，请分析是否合理？为什么？

处方：

马来酸氯苯那敏片 4mg×20

用法：一次4mg，一日3次。

17.患者张某，男，3岁，因皮肤软组织感染，医生开出下列处方，请分析是否合理？为什么？

处方：

氧氟沙星片 0.1g×10

用法：一次0.1g，一日2次。

18.医生给一位慢性心功能不全患者，因食用海产品诱发荨麻疹开出下列处方，请分析是否合理？为什么？

处方：

①地高辛片 0.25mg×1

用法：一次0.25mg，一日1次。

②10%葡萄糖酸钙注射液 10.0ml

25%葡萄糖注射液 20.0ml

用法：混合缓慢静注。

③扑尔敏片 4mg×10

用法：一次4mg，一日3次。

19.医生给一位烧伤并发铜绿假单胞菌感染的患者开出下列处方，请分析是否合理？为什么？

处方：

①硫酸庆大霉素注射液　4万U×l8

用法：一次12万U，一日2次，肌内注射。

②硫酸妥布霉素注射液　40mg×18

用法：一次80mg，每8小时一次，肌内注射。

三、病例分析

1.患者，女，3岁，鼻塞、流涕，咳嗽4天，有痰，听诊结果提示气管有哮鸣音，对青霉素不过敏，可以选择哪些药物治疗？

2.患者，女，15岁，高热，扁桃体发炎，伴咳嗽，有痰，血常规检查提示细菌感染，有青霉素过敏史，可以选择哪些药物治疗？

3.患者，男，37岁，鼻塞、流涕、咽痛，咳嗽3天，有黄色黏稠痰，血常规检查提示细菌感染，可以选择哪些药物治疗？

4.患者，男，45岁，因着凉出现全身酸痛乏力、高烧，且有胃溃疡病史，咳嗽，有痰，血常规检查提示细菌感染，可以选择哪些药物治疗？

5.患者，女，22岁，打喷嚏、鼻痒，咳嗽5天，无痰，可以选择哪些药物治疗？

6.患者，女，45岁，近半个月以来，厌食，腹胀、嗳气、恶心、呕吐，经胃镜检查，并无器质性病变，可以选择哪些药物治疗？

7.患者，女，51岁，近二个月，经常反酸、烧心、胃痛，伴口臭，经检查为幽门螺杆菌导致的胃溃疡，可以选择哪些药物治疗？

8.患者，男，1岁半，腹泻2天，每天排便3~4次，不成形大便，酸臭味，大便常规检查提示无细菌、无病毒感染，可以选择哪些药物治疗？

9.患者，男，62岁，4天没有排大便，经检查肠道并无器质性病变，可以选择哪些药物治疗？

10.患者，男，7岁，腹泻3天，每天排便5~6次，大便里有血丝，经检查提示有细菌感染，可以选择哪些药物治疗？

11.患者，女，33岁，左手食指甲沟红肿、疼痛，可见黄白色脓液。可以选择哪些药物治疗？

12.患者，女，25岁，唇缘、口角等局部皮肤出现针头或米粒大小簇集水疱群，水疱壁薄，疱液清亮、发痒、灼热或刺痛。可以选择哪些药物治疗？

13.患者，男，21岁，因接触漆树，手臂皮肤瘙痒，随即出现风团，呈苍白色，风团逐渐蔓延，融合成片。可以选择哪些药物外擦？

14.患者，男，18岁，打篮球摔跤擦伤小腿，皮肤有轻微的破损，少量流血。可以选择哪些药物治疗？

15.患者，男，42岁，脚部趾间、足缘、足底出现米粒大小的水疱，疱壁较厚，内容清澈，个别趾缝间露出鲜红色糜烂面，瘙痒剧烈。可以选择哪些药物治疗？

16.患者，女，32岁，食用虾半小时后出现腹痛、腹泻，可以选择哪些药物治疗？

17.患者，女，18岁，眼睛内异物感、痒、分泌物增多、流泪，结膜充血，经检查为细菌感染。可以选择哪些药物治疗？

参考文献

［1］隋忠国，苏乐群，孙伟.临床合理用药指导.北京：人民卫生出版社，2010.

［2］张庆，陈达林.药理学.北京：人民卫生出版社，2015.

［3］杨文豪.临床合理用药技术.北京：化学工业出版社，2013.

［4］张庆.药物学基础.北京：高等教育出版社，2014.

［5］郭淑芬.药理学.北京：高等教育出版社，2015.

［6］韦翠萍，朱岫芳.护理药物学.南京：江苏教育出版社，2013.

［7］林梅英，朱启话.内科护理.北京：人民卫生出版社，2016.

［8］李东风，邱小红.五官科护理.北京：高等教育出版社，2015.

［9］李文忠.皮肤性病学基础.北京：高等教育出版社，2013.

［10］钱之玉.药理学.北京：中国医药科技出版社，2009.

［11］梅丹，刘晓红.药学综合知识与技能.北京：中国医药科技出版社，2015.

［12］范业宏，李永红.药理学及护理应用.北京：人民卫生出版社出版，2013.

［13］国家药典委员会.中华人民共和国药典临床用药须知（2015年版）：化学药和生物制品卷.北京：中国医药科技出版社，2011.

［14］陈新谦，金有豫，汤光.新编药物学.北京：人民卫生出版社，2011.

［15］王晓慧，李清亚，最新精神疾病用药.北京：人民军医出版社，2010.

［16］陈汝筑，黄守坚.治疗药理学.北京：人民卫生出版社，2002.

［17］张幸国，胡丽娜.临床药物治疗学各论.北京：人民卫生出版社，2016.

［18］中华医学会.临床诊疗指南.北京：北京大学医学出版社，2007.

［19］黄正明，张卫宁，王仁杰.社区合理用药指南.北京：军事医学科学出版社，2009.